JN136025

# 医師が教える「1日3分音読」で若くなる!

大谷義夫
Otani Yoshio
医学博士・池袋大谷クリニック院長

さくら舎

目次◆医師が教える「1日3分音読」で若くなる！

## プロローグ　あなたの声は大丈夫？

第1章

# 声を出さないと老けていく!

## 第2章 声を出すと若くなる仕組み！

## 第3章 音読トレーニングで元気はつらつ！

## 第4章 声出しをスムーズにするサポート術！

# 医師が教える「1日3分音読」で若くなる!

プロローグ

# あなたの声は大丈夫？

## 声、のど、肺の若さをチェック

電話を受けたとき、「もしもし」という相手の声を聞けば、その人が若いか高齢かの見当はたいていつくでしょう。同窓会などで20~30年ぶりに会った友人は、外見同様にそれなりに年齢を重ねた声になっているはずです。

故郷の両親とひさしぶりに話したとき、「いつのまにか、声が弱々しくなったなぁ」と感傷《かんしょう》的になった人もいるかもしれません。

人間の声は年齢とともに変わります。老化と聞くと、足(歩行)や目(老眼)、脳(認知症)などの話を思い浮かべがちですが、声も老化するのです。変声期の男の子のように短期間に激変するわけではありませんが、細くなったりしゃがれたり、年をとった声はあきらかにわかります。

そして、**声の変化と歩調をそろえるように、食べ物や飲み物を飲み込む能力(嚥下《えんげ》力)も低下していきます。**

食事のときにむせて咳《せ》き込むことはありませんか? 声を出すときに使う筋

肉は、飲み込む（嚥下）ときに使うのどの筋肉と重なっています。つまり、声が老化しはじめると、のどもつっかえたり、むせたりすることが多くなるのです。

さらに、声は肺を動かす筋肉とも深く関係しています。呼吸が浅いと、しっかりした声が出しづらくなります。

つまり、**声、のど、肺の老化はリンクしている**のです。

声は若いがのどは老化している、あるいは声は老けているが肺は若い、ということはありません。どれかひとつが老化していたら、残りも老化している、ということがいえるでしょう。

まずは以下のテストで、声、のど、肺の若さを確かめてみましょう。

**①「あー」テスト**

声を長く出しつづけられるか、発声能力のテストです。

息をめいっぱい吸い込んでから、ふだん話す声と同じくらいの大きさで「あー」とできるだけ長く声を出し、その時間を調べます。

時計の秒針を見ながらでも、スマホでストップウォッチのアプリを見ながらでもかまいません。恥ずかしがらずに声を出しましょう。

【判定】
男性15秒以上、女性10秒以上　↓　発声能力に問題ありません
男性15秒未満、女性10秒未満　↓　発声能力が弱っています

発声時間の平均値は、男性は約30秒、女性は約20秒とされています。のどの飲み込む力が弱くなると、発声時間も短くなります。

これは、発声と嚥下はほぼ同じ器官を使っているためなので、しっかり発声できるなら、飲み込む力も備わっていると考えられます。問題のなかった人は、そのまま維持《いじ》できるよう心がけましょう。

## 「あー」テスト

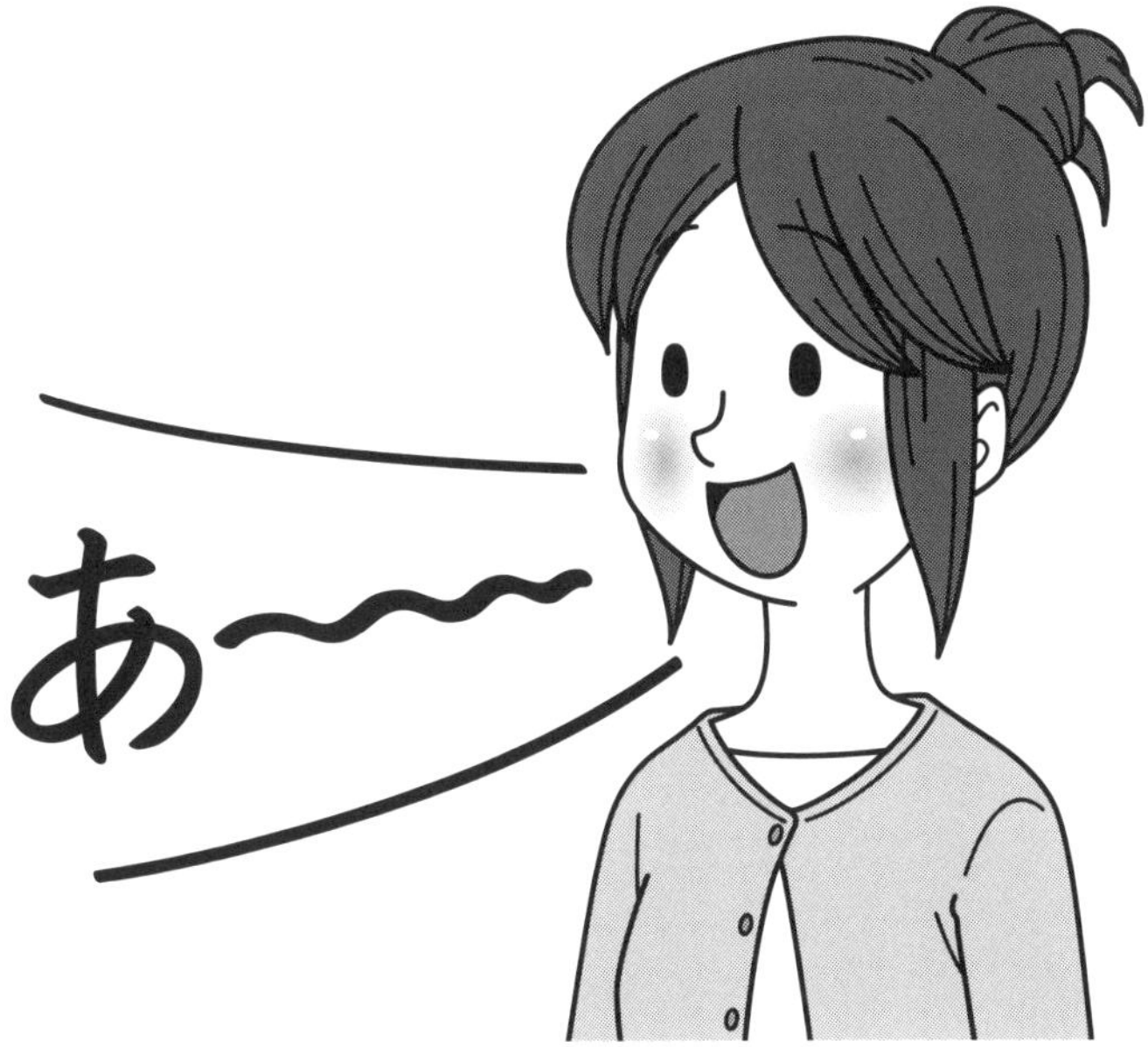


【やり方】
深く息を吸い込んで、ふだん話す声の大きさで「あ〜」とできるだけ長く声を出し、その時間をチェック

【判定】
男性：15秒以上／女性：10秒以上
→発声能力に問題なし
男性：15秒未満／女性：10秒未満
→発声能力が弱っている

### ②のど年齢テスト

嚥下力（ものを飲み込む力）のテストです。

水をひとくち含み口の中を湿らせて飲み込んだら、人差し指をのど仏に当て、30秒間に何回唾液《だえき》の飲み込み動作（空嚥下《からえんげ》）ができるか数えます。空嚥下の回数から「のど年齢」がわかります。

**【判定】**

10回以上　のど年齢20代
9回　のど年齢30代
8回　のど年齢40代
7回　のど年齢50代
6回　のど年齢60代
5回　のど年齢70代
4回以下　のど年齢80代以上

## のど年齢テスト

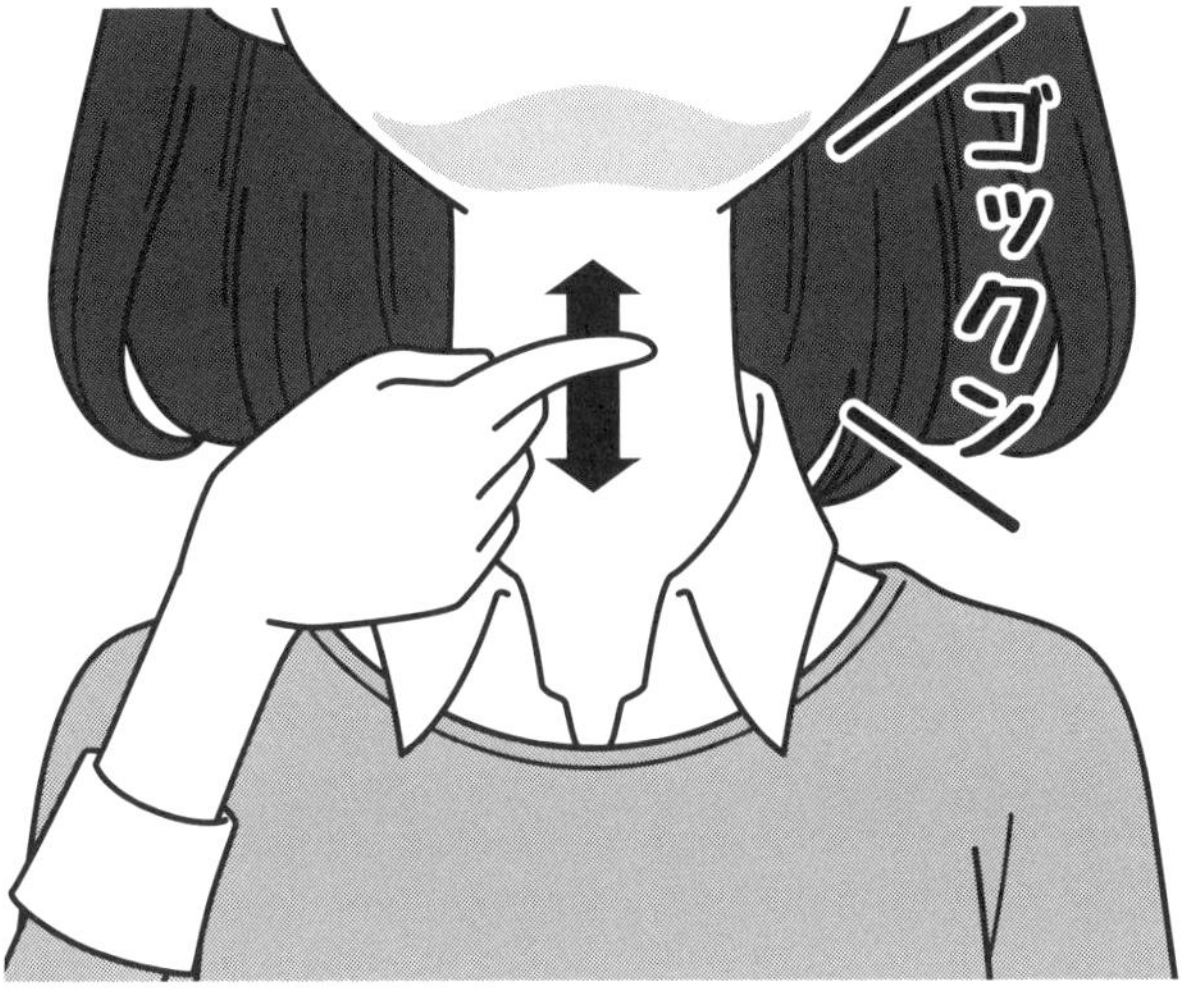


**【やり方】**

水をひとくち含み、口の中を湿らせてから、人差し指をのど仏に当て、30秒間に何回唾液を飲み込む動作（空嚥下）ができるかをチェック

**【判定】**

10回以上　のど年齢20代
9回　のど年齢30代
8回　のど年齢40代
7回　のど年齢50代
6回　のど年齢60代
5回　のど年齢70代
4回以下　のど年齢80代以上

**5回以下は誤嚥性肺炎のリスクが高くなる**

10回以上はすばらしい嚥下力といえます。6〜9回の方はいまの状態から嚥下力が落ちないようにしましょう。4回以下の方は嚥下力がだいぶ低下しています。

たとえば50代の人なら7回飲み込めれば年齢以上、5回だと70代ということになります。**5回以下では誤嚥性肺炎《ごえんせいはいえん》のリスクが高くなる**ので要注意です。

これは私が20〜80代までの患者さんに協力してもらい、年代別に約50人ずつを調べたデータをもとに作成しました（53ページ参照）。

高齢になるほど空嚥下がしにくくなっていきますが、それはのどの老化とともに、唾液が出にくくなるからです。

**③肺年齢テスト**

ティッシュペーパーを1枚、テーブルの上にふんわりと置いて、息を吐《は》いて吹き飛ばせる距離を測ります。距離から「肺年齢」が推定できます。背筋を伸

## 肺年齢テスト

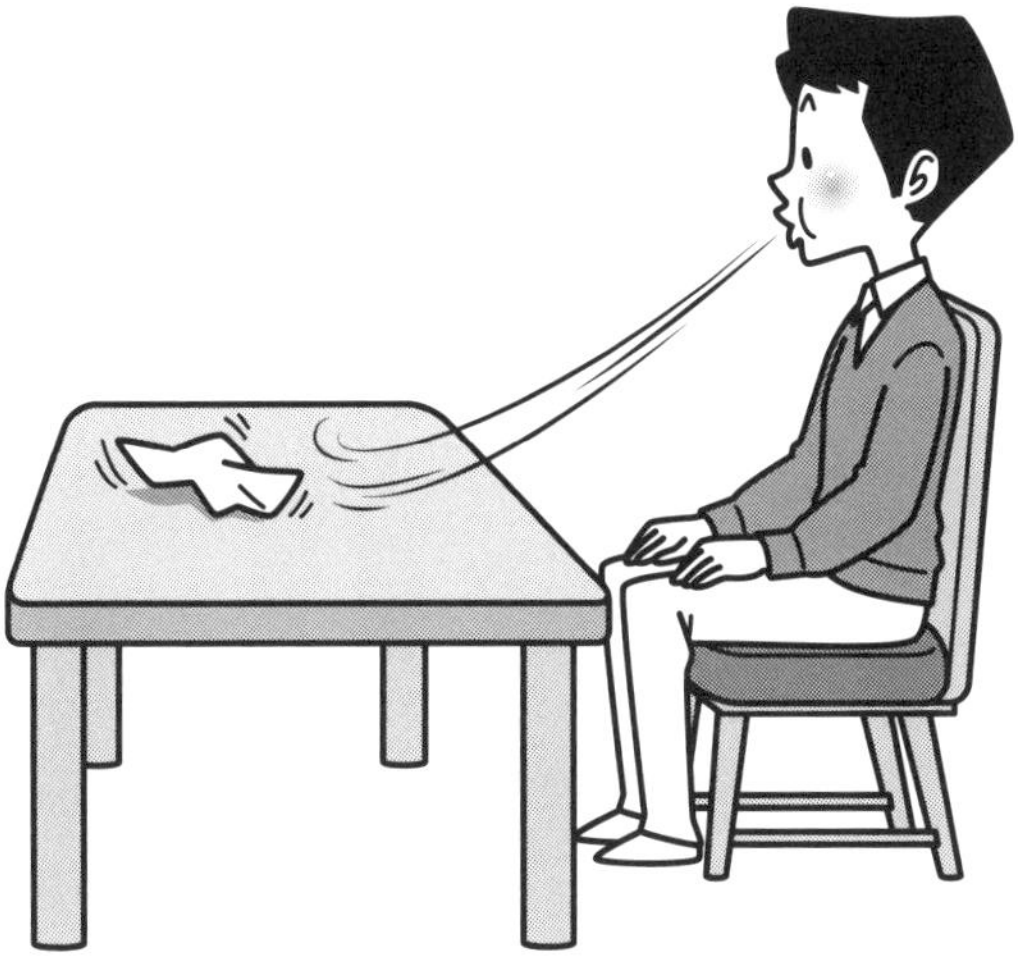

**【やり方】**

ティッシュペーパーをテーブルの上に置き、離れたところから息を吹き、ティッシュが動く距離を測る

**【判定】**

| （距離） | （男性／女性） |
|---|---|
| 180㎝ | 20代／20代 |
| 170㎝ | 30代／30代前半 |
| 160㎝ | 40代／30代後半 |
| 150㎝ | 50代／40代 |
| 140㎝ | 60代／50代 |
| 130㎝ | 70代／60代 |
| 120㎝ | 80代前半／70代前半 |
| 110㎝ | 80代後半／70代後半 |
| 100㎝ | 90代／80代 |

ばして大きく息を吐き出しましょう。

**【判定】**

| （距離） | （男性） | （女性） |
|---|---|---|
| 180センチ | 20代 | 20代 |
| 170センチ | 30代 | 30代前半 |
| 160センチ | 40代 | 30代後半 |
| 150センチ | 50代 | 40代 |
| 140センチ | 60代 | 50代 |
| 130センチ | 70代 | 60代 |
| 120センチ | 80代前半 | 70代前半 |
| 110センチ | 80代後半 | 70代後半 |
| 100センチ | 90代 | 80代 |

たとえば50代男性なら、１５０センチ離れて吹き飛ばせれば年齢相応ですが、１３０センチだと肺年齢が70代となり、肺機能が低下していることになります。このテストは呼吸筋（呼吸にかかわる複数の筋肉の総称）のトレーニングにもなっているので、週に２〜３回おこなえば肺機能が高くなって、肺年齢が若返ります。毎回、同じ条件でおこなうことで変化がわかります。

これも20〜90代までの男女の患者さんに協力してもらった調査データをもとに、私が作成しました（93ページ参照）。

実際にやってみると、かなりの肺活量が必要です。最初は短い距離でも、やがて5センチ、10センチと〝記録〟が伸びていくはずですから、励みになるのではないでしょうか。

３つのテストをやってみて、いかがでしたか。自分の声の老化は自分ではなかなか気づきにくいかもしれませんが、のど、肺も含めた観点からチェックすると、どんな状態にあるのかが推測できます。

もし老化していても若返りが可能です。本書ではそのトレーニングを解説しているので心配ご無用です。

## 声を支えるのど、肺の筋肉

私たちがなにげなく出している声。ふだんあれこれ意識していませんが、声はどんなふうにつくられているのでしょう。

発声は吐く息とともにおこなわれます。まず肺から送り出された息が声帯《せいたい》を通過するときに、声帯のヒダをふるわせることで音になります。この音をのどや鼻、口の中で反響させて大きくします。さらに唇《くちびる》や歯、舌《した》の位置を変えることで、音は声になり、言葉となっていきます。

だから声が老化するのは、声帯だけが原因なのではありません。

**声は声帯、のど、肺、舌、顔などのさまざまな器官によって支えられています。そしてそれらの器官を動かしているものは「筋肉」です。**

たとえば、年をとって舌の筋肉が低下すると、舌の動きも悪くなり、声の質が変わります。舌《ぜつ》がんなどで、口内の手術を受けた患者さんは、声がかなり変わります。

さらに、顔のさまざまな筋肉（表情筋）がおとろえると、口がなめらかに動かせなくなるので、滑舌《かつぜつ》が悪くなるとともに声も変化します。

先にも述べたとおり、のどの筋肉は声を出すときもゴックンと飲み込むときにもはたらいていますが、これもやはりさまざまな筋肉が協力してつくり出す動きです。

肺や呼吸筋を動員して息を吐かないと声は出ません。逆に、声を出そうとすると呼吸筋が働きます。

つまり、声を出すことは顔の筋肉から呼吸筋、さらには肺まで驚くほど多数の筋肉や器官が協調して動く、総合的な運動にほかなりません。

**若々しい声、大きな声量、歯切れのいい明瞭《めいりょう》な言葉は、それらの筋肉によるところが大きい**のです。

声を出していないと、のどをはじめとする筋肉の老化がどんどん進みます。要するに運動不足です。

使わない筋肉は弱くなることはご存じでしょう。廃用性筋萎縮《はいようせいきんいしゅく》と呼ばれますが、あまり動かさないでいると筋力は低下し、反対によく動かしていると筋力はキープされ、適度な負荷《ふか》をかけると強くなります。これがトレーニングの原理です。

では、運動不足になるとどうなるでしょうか。

**のどが老化すると、いま話題の「誤嚥性肺炎」になりやすくなります。**肺炎は最近まで日本人の死因の第3位で、肺炎で亡くなる高齢者の7割以上が誤嚥性肺炎です。

**肺（呼吸筋）が老化すると、体に酸素が行き渡りにくくなります。**人は呼吸をして全身に酸素を送り、二酸化炭素を排出しています。いくら血流がよくても、血液中の酸素が足りなければ意味がありません。

でも、何歳になっても、筋力はトレーニングによって上がることがわかっています。たとえ90代でもです！　「もう年だから……」とあきらめることはありません。

筋肉の性質は、発声や嚥下に関連する筋肉や呼吸筋でも同じですから、もし先のテストで**「のど年齢」や「肺年齢」が高い＝筋力が弱くなっていたとしても、トレーニングによって改善することが十分可能**なのです。

## 声出し（音読）は筋トレである

のどや肺の老化防止には、ふだんから声を出して筋肉を使うことが大切だとおわかりいただけたでしょうか。

私は呼吸器が専門の内科医です。クリニックではこれまで誤嚥性肺炎やぜんそくの患者さんをたくさん診てきました。実感をもっていえることは、飲み込みや呼吸のトラブルが発生する患者さんは、たいてい、弱々しい老け声になっているということです。

これまで、**のどや肺の機能の老化を防ぐ効果的な方法を考えてきましたが、それには声を出すことで筋肉を鍛えることがいちばん**だという結論に達しました。

さまざまな筋肉をしっかり動かすように声を出すことです。口の中でゴニョゴニョ言うような発声ではなく、口を大きく開けて、表情も豊かに声を出すことです。

もちろん日常の会話でもおおいに結構ですが、**トレーニングの観点からおすすめしたいのは音読です。**ひとりでもできるし、思い立ったらいつでも本を開けばいいのですから。

「定年後はゆっくり本を読んで過ごしたい」という願望を口に出す男性は少なくありません。とくに定年後の男性は、コミュニティをつくるのが苦手ですから、友人と雑談に興じることも少なくなります。

話し相手は奥さんだけ、それもあまり会話もない、という人でも、音読なら声をしっかり出すことができます。

本を読むとき、1分でいいので声に出して読んでみましょう。それを朝昼晩の3回おこなえば3分です。

音読することで、のどや肺を動かしている筋肉などが総合的に鍛えられます。のどが若返るので誤嚥を防ぐことができる、つまり誤嚥性肺炎の予防になります。

声を出すために、必然的に呼吸筋も動かすことにつながるので、肺もよくはたらきます。胸から上の筋肉や器官が協調してはたらく、格好のトレーニングが音読です。

いわば**音読は「のど、肺の筋トレ」**なのです。

近年、高齢になっても自分の足で歩けるようにと、筋トレがさかんにすすめられています。足腰など運動器が弱ったことで日常生活に介護が必要な状態になるロコモティブ・シンドローム（ロコモ）にならないよう、筋力の低下を防ぐには筋トレが有効です。

ロコモのリスクは、40代から高まることをご存じでしょうか？　筋肉のおとろえは、意外に早く訪れるので、早めの対策が大切になります。

２０１９年１月１日から２日にかけ、餅をのどに詰まらせて27～99歳の男女17人が救急搬送され、このうち80代男性と90代女性の２人が死亡したことが報道されました。

17人のうち、60代以上が12人だったのですが、５人は59歳以下で、最年少は27歳ですから、高齢者はもちろん、若い方も早めに備えていただきたいのです。

**音読で毎日しっかり声を出すことで、のども肺もしっかり筋トレしましょう。**

**音読は健康で長生きするための生活習慣です。**

# 第1章

# 声を出さないと老けていく！

# 声も老化する

## しゃべらないと声は老化する

テレビ番組の企画で、毒蝮三太夫《どくまむしさんだゆう》さんに連れられて、健康相談をするために何回か団地へ行ったことがあります。カフェのようなところに女性がたくさん集まって、コーヒー1杯で何時間もおしゃべりしていました。

女性限定の会というわけではないのですが、男性はひとりもいません。どこの団地に行っても、コミュニティはみごとに女性ばかり。男性が入りにくい気持ちもわかりますが、定年後の男性が、コミュニティを失ってしまう様子を垣間《かいま》見たような思いでした。

**定年後、声を出す機会が激減してしまう男性が多い**ことはよく指摘されます。

趣味もなく、仕事一筋だった男性がリタイアすると、人と交流する機会が減って、声を出すことが本当に少なくなってしまうようです。話し相手は奥さんだけという人もけっして少なくありません。

しかも奥さんとずっとしゃべっているという男性は稀《まれ》でしょうから、口数はどんどん少なくなるのではないでしょうか。

**ひとり暮らしで会話が減る人も急増しています。**

定年後の高齢者にかぎらず、中年層もスマホやメールなどの普及によって、以前よりも**「しゃべらない生活」が一般的になりました。**

スマホでは電話で連絡するよりも、メールやＬＩＮＥを利用するという人も多く、仕事が休みの週末など、一言も口を開かなかったという人は珍しくなさそうです。オフィスでも連絡にはまずメールやＳＮＳという会社が多くなっているようです。

それでも女性は仕事以外のコミュニティづくりに長《た》けていますが、男性は苦手とする人が多いですね。リタイア後、うまく地域でコミュニケーションをとれない人も多いといわれますし、そうなると声を出す機会がかなり少なくなってしまうでしょう。

たとえば病み上がりのときや、ひとりで留守番をした後など、ずっと黙《だま》り込んでいると、声を出そうとしたとき、のどに何か引っかかったような感覚があるのではないでしょうか。急にしゃべろうと思っても、口がうまくまわらない。あるいは、高齢の親類などにひさしぶりに会うと、声がずいぶん弱々しく、かすれたり、しゃがれたりしていることに気づいたことはありませんか。**か細い声になっている人は、たいてい滑舌《かつぜつ》も悪くなっていて、聞き取りづらい**ことも多いでしょう。

以前読んだ雑誌に定年後の特集があり、ピーターこと池畑慎之介《いけはたしんのすけ》さんの記事の中に「『声老け』になった」という興味深い話が載っていました（「文藝春秋」２０１８年8月号)。

お休みで家にいると、一回も声を出さないことがあるんですよ。いまは連絡もＬＩＮＥでしょう。「そろそろご飯作ろう。何食べようかな」って一人でしゃべったり、テレビに向かって「何言ってんのよ。そりゃないわ」とか突っ込む人がいますけど、私はそういう声を出さないし、鼻歌ひとつ歌わない。

そうやって二日間まったく声を出さずにいたら、「声老け」っていうのになったんです。年寄りが一カ月入院したら太ももが細くなるのと同じで、声帯も細くなっちゃうそうです。つまり老化ですよ。そんな診断をされて、仕事のためにも声を出したほうがいいと思い知りました。

まったくそのとおり、**しゃべらないでいると、声は確実に老化していくのです。**

コールセンターで働く人や教師のように、ずっとしゃべっている職業の人は、声を使いすぎるきらいがあります。風邪《かぜ》などで咳《せき》が出ても声を出しつづけるため治りにくく、回復するまでは発声をひかえたほうがいいといわれる場合もあります。

ですが、そうでない一般の方々は、**積極的に声を出したほうがのどの若さを保てる**のです。

## 声老け——声がかすれる、大きな声が出にくい、長い発声がつづかない

会話が少ない生活、つまりあまり声を出さない日々がつづくと、知らず知らずに声が小さくなります。声帯をふるわせているのは呼気《こき》、つまり息を吐き出すときの空気です。

しゃべることは、それだけ呼吸筋、つまり肋間筋《ろっかんきん》や横隔膜《おうかくまく》など呼吸運動にかかわる筋肉を使うことになるのですが、黙《だま》り込んだままでは、呼吸筋の動きも小さく、浅い呼吸になってしまいます。

筋肉は年をとると弱くなっていくことに加え、まったく使わないでいると急

速におとろえるという性質があります。1日で1パーセントおとろえるというデータもあり、風邪などで2～3日寝込むと、足元がおぼつかなくなる人もいます。

筋肉を維持するには栄養もエネルギーも必要なので、使われない筋肉は省エネモードにはいって小さくなってしまうのです。

やがて、**声がかすれる、大きな声が出にくい、長い発声がつづかなくなってくる。**これが先ほど池畑さんが書いていた「声老け」、つまり声の老化で、いかにも高齢者らしい声になってきます。

原因は、発声に関係する3つの部分、①のど、②声帯、③肺の老化にあります。

**【声老けの3つの原因】**

①のどの老化

②声帯の老化

## ③肺の老化

先にも述べたように、私たちは声帯で発した音を、のどや舌などの筋肉を使って、のど、鼻、口の空洞《くうどう》部分をコントロールして声にしています。筋肉が老化によって弱っているうえに、しゃべる機会がなくなると、①ののどの老化が進むと考えられます。

②の声帯は、加齢とともに萎縮《いしゅく》します。

男性の場合、壮年期から初老期になるとだんだん声が高くなっていきます。声帯のヒダの中にある声帯筋がやせてくることや、声帯が薄くなるためです。

一方、女性は更年期になると、しゃがれ声やつっかえる感じを覚えるようになり、次第に声が低くなります。これは女性ホルモンが低下して、声帯の部分がむくむように変わっていくためです。

いびきは男性に多いイメージですが、50代からは女性も男性と同じようにいびきをかくようになります。**毎晩いびきをかいて、知らず知らずに声帯やのど**

**を酷使《こくし》している**のかもしれません。

この声帯萎縮は、肌のシワが増えるのと同様に、加齢によるものなのでだれでも起こりますが、若々しい肌の人がいるように、声帯も手入れ次第で若さを保つことが可能です。

③の肺は、自らふくらんだり縮んだりはできません。周囲にある呼吸筋が、肺のおさまっているスペース＝胸郭《きょうかく》を動かして肺をふくらませたり、しぼませたりしています。この呼吸筋も年をとるとともに弱くなっていきます。

肺という臓器《ぞうき》自体、年齢とともに機能が低下してくるので、呼吸筋を鍛《きた》えて、肺を大きくふくらませるようにすることが大切です。

## かすれ声に注意！

加齢によって声帯がやせ、閉じたときにすき間ができると、声がかすれることがあります。すき間から唾液《だえき》や異物が気管や肺に入ってしまう、誤嚥《ごえん》の危険性もあります。

とくに呼吸筋が弱ってくると、異物や病原菌が気管に入ってきたときに、咳によって吐き出す力も弱くなってくるので要注意です。

**声の老化は呼吸器系が老化してきたサイン**といえるでしょう。


声帯の老化以外にも、風邪や声の使いすぎで声帯に炎症《えんしょう》がある場合も声がかすれますが、声帯ポリープ、声帯結節《けっせつ》など声帯に何かできているケース、喉頭《こうとう》がんなど腫瘍《しゅよう》のケースもあるので要注意です。

また反回《はんかい》神経という声帯をつかさどっている神経が胸の大動脈の近くを通っており、大動脈瘤《りゅう》や肺がんなどができて圧迫されると、声がかすれます。**声のかすれから大動脈瘤が見つかるケースもある**ので、あなどれません。

急に原因不明の声のかすれが起きて、1週間以上つづいた場合は、耳鼻咽喉《じびいんこう》科《か》の受診をおすすめします。

# リンクしている声、のど、肺の老化

## のどは老化のバロメーター

「診療しなくなったら、声もかすれるし、急にむせやすくなった。しゃべらなくなると、こんなに嚥下《えんげ》機能は落ちるんだ」

そう話していたのは、私の先輩にあたる歯科の先生です。万年青年のような方でしたが、60代後半になって引退され、診療の現場から離れられたのです。

診療していれば、患者さんに治療の内容を説明したり、助手や歯科衛生士と話したり、必然的に会話が生まれます。

しゃべらなくなったために、急速にのどの老化が進み、声のかすれやむせるなどの症状が出てきてしまったのだと思われます。
筋肉は使わなくなるとすぐに弱くなると先に述べましたが、老化してくると、弱くなるスピードが速くなります。年をとって病気やケガで寝込むと、ガクンと体力が落ちてしまうものですが、のどもその例外ではありません。

**のどが老化すると、むせる、咳《せ》き込む、飲み込みにくい、咳払いなどの症状が増えていきます。**

**のどの老化は40代からはじまっています。**昭和の時代に比べ、外見はずいぶん若返った現代の中高年ですが、のどの若さに気を配っている人は、まずいないでしょう。のどは〝素のまま〟なので「老化のバロメーター」ともいえるわけです。
のどの若さを保っている人――つまり「のど年齢」の若い人は健康で長生きできて、反対に、のどが老け込んでいると早死にします。と、いうと「いくらなんでも大げさじゃないの？」と思う方がいるかもしれません。

## のど～肺の構造図

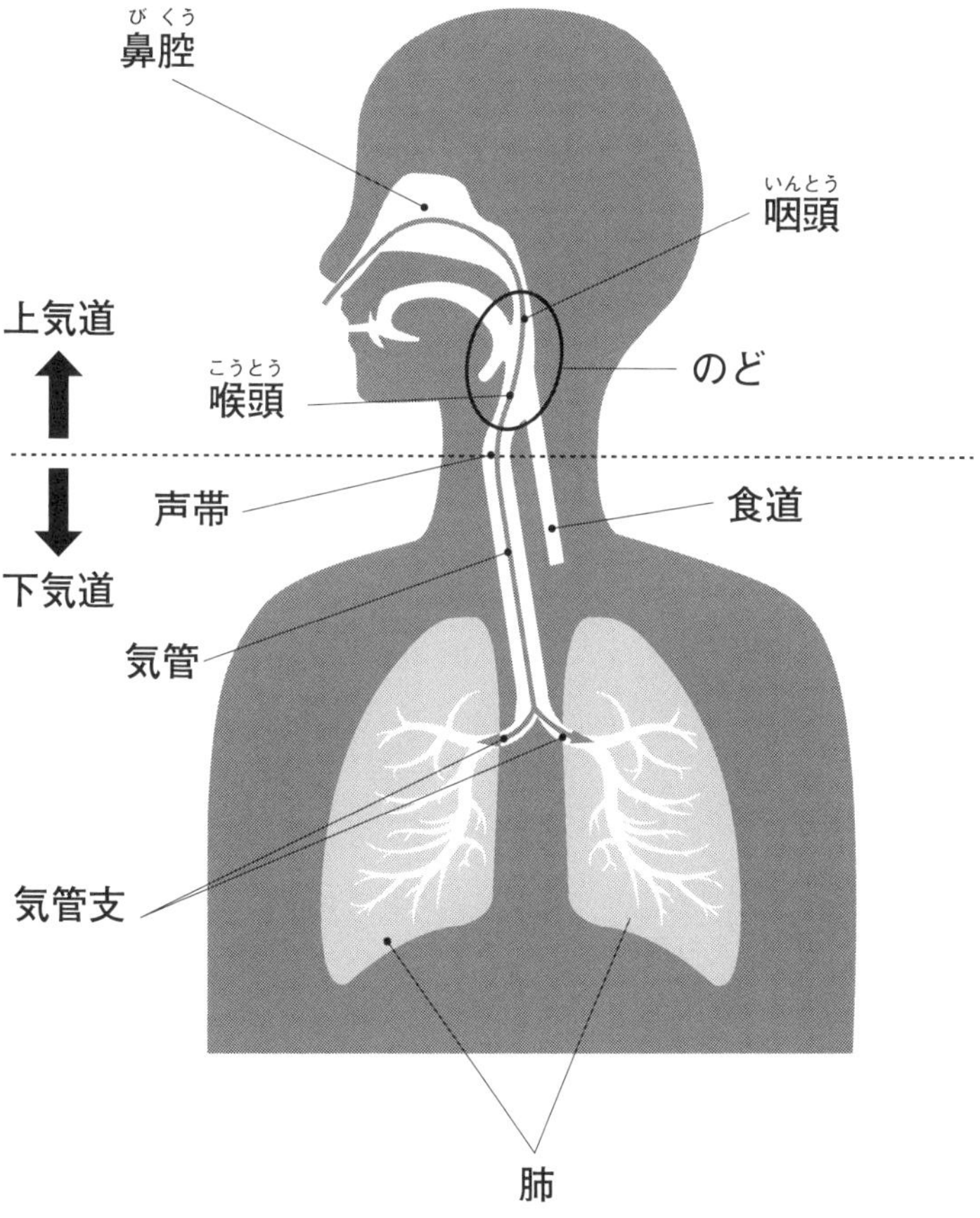

しかし、先ほども述べたように、最近まで日本人の死因の３位は肺炎でした（ちなみに１位はがん、２位が心臓病）。しかも肺炎で亡くなる人の96パーセント以上は65歳以上で、高齢になるほど肺炎が死因という人が増えている事実があります。

**肺炎で亡くなった高齢者の７〜８割が誤嚥性肺炎《ごえんせいはいえん》**であり、いま、これが急増しています。

誤嚥性肺炎とは、食べ物や唾液が気管に入ってしまい、口腔内細菌《こうくうないさいきん》が肺で繁殖《はんしょく》して炎症が起こることです。高齢者は飲み込む力が弱くなり、咳で異物を吐き出すはたらきも鈍くなるので、誤嚥性肺炎を起こしやすくなるのです。

まだまだ元気な方は「自分には関係ない」と思われるかもしれませんが、のどの老化は意外なほど早く訪れています。

## 食事でむせたら誤嚥のはじまり

食事をしているとき、のどがふさがって急に咳き込む――。こうした「むせる」感じが、じつは誤嚥したときの感覚です。

私自身、若いころは急いで食事してもむせることなどなかったのですが、40代になったころ誤嚥してひどくむせてしまいました。

診療の合間、昼食でカレーをかき込んでいるときでした。初めての体験だったのでよく覚えています。先輩の医師が食事しているときにむせて、「君も年をとったらわかるよ」と言っていたことを思い出しました。

なぜ40代からかというと、**のどの筋力が低下して、のど仏の位置が下がってくるから**です。

飲食物を飲み込むとき、のど仏はいったん上がってから下りる動きをします。のど仏が下がっていると、上下する距離が長くなって動きが大きくなる。引っ張り上げるために筋力が必要なのに、それが弱くなっているのですから、タイミングよく上下させることができません。

その結果、飲食物が飲み込みにくくなってくるわけです。

さらに、**のどの筋肉のこわばりも飲み込む力を低下させます。**

のど仏のあたりを親指と人差し指でつまんで、左右に動かしてみましょう。1センチくらい抵抗なく動くようなら、筋肉の柔軟性が高いので問題ありません。もし動かしづらいようなら、のどの筋肉が硬くなってこわばった状態です。

のどの筋肉がこわばると、飲み込みにくくなるとともに、本来なら食道に行くはずの飲食物や唾液が気管に落ちやすい、つまり誤嚥しやすくなるのです。

**食事のとき、1回でもむせることがあったら、誤嚥のはじまり**です。ほとんどの人が40代になるとそんな誤嚥を経験しているのではないでしょうか。

のどの筋力の低下は、老化が進んできたためなのですが、食事でむせたからといって「年をとったんだなぁ」と思う人はいないでしょう。1回や2回、むせたところで気にもとめず、せいぜい「急いで食べたから」「あわてて口に入れたから」などと考えるのが普通です。

## 咳き込む力が弱いと異物を排除できない

飲み込む力が低下したとき、誤嚥が問題になるのは、気管や肺に異物や病原菌が入ってしまうためです。通常は、異物が気管に入らないような仕組みになっています。

のどの粘膜《ねんまく》には線毛《せんもう》という細かい毛がびっしり生えています。この線毛が、異物を口の方向へ押し出すように動き、最終的には痰《たん》と一緒に体外に排出するか、唾液《だえき》とともに食道へと飲み込まれます。

線毛だけで排除しきれなかったときは、気管の粘膜からその情報が脳に伝えられ、脳がただちに「異物を吐き出せ」と指令を出します。この指令で咳が起こり、ゴホン、ゴホンという咳とともに、気管に侵入した異物は外へ吐き出されるのです。

この仕組みを「咳反射《せきはんしゃ》」といいます。**飲み込む能力が高ければ、咳反射も起こりやすく、飲み込む能力が低ければ咳反射も弱い**と考えられます。

通常、気管に異物が入った段階で、ただちに咳反射が起こって外に排出されます。**咳き込めるうちは肺炎になりませんので、咳反射は非常に重要**です。

しかし、年齢とともに咳反射は弱くなってきます。

たとえば胃カメラを飲むとき。最近は飲みやすいタイプが増えましたが、以前の胃カメラは飲み込みづらく、若い方はみなゲーゲーと苦しみながら飲んでいました。一方、60代以上はたいてい楽に飲めるので「キャリアの差だよ」などと自慢《じまん》する方もいましたが、これは咳反射が鈍くなっているからなのです。

先にも述べたように、肺そのものは自分では動きません。肺がおさめられた胸郭を呼吸筋が動かしています。

おもな呼吸筋は、肋骨《ろっこつ》を動かしている筋肉や横隔膜《おうかくまく》です。肋骨の周辺にはたくさんの呼吸筋があり、肋骨の下のほうにある横隔膜は「膜」という名前がついていますが筋肉です。

呼吸筋を鍛えると、肺を大きくふくらませることができるようになり、肺活量が上がって、咳をする力も強くなります。つまり、**咳によって異物を排除する力を高めるには、呼吸筋を鍛えて肺活量を上げておく必要があります。飲み込む力と同じように咳き込む力も重要**なのです。のどの筋肉と一緒に、呼吸筋を鍛えておかないと、誤嚥した異物をなかなか吐き出せなくなるからです。

声を出さないでいると、浅い呼吸になりがちですから、呼吸筋の運動不足を招きます。その結果、息切れなどの症状が出てきます。

のどという器官は鼻から入った空気と、口から入った飲食物の通り道が交差する、いわば交差点の位置にあたります。こうした構造のため、声、のど、肺の老化はすべてが関連しているのです。

声出しのトレーニングで、そのいずれをも鍛えることが可能です。

# 病原菌が侵入しやすくなる

## のどが腫れるのは免疫力が高いから

高齢の方はあまり風邪をひきません。診察室で「よくのどが腫《は》れる。のどが弱いんです」と言うのは若い人です。

**高齢者は免疫《めんえき》力が低下しているからあまり風邪をひかず、若い人は免疫力が高いから、のどが痛くなります。**

「逆じゃないの？」と思われるかもしれませんが、間違いではありません。腫れたり痛んだりするのは、のどが強くて免疫力が正常であればこそ。病原菌を最初の関門＝のどで食いとめた結果なのです。

高齢者は免疫力が弱っているので、のどで食いとめられず、その先の下気道《かきどう》（41ページ参照）まで病原菌の侵入を許して、いきなり肺炎になってしまいます。多くの場合、病原菌がのど付近、上気道《じょうきどう》で止まっていれば、風邪をひいてもあまりひどくはなりません。

高齢者でも「のどが弱くて、よく痛くなります」と言う方がいますが、**腫れや痛みはそこで病原菌を抑えている証拠なので、むしろのどが強い**のです。

最近、風邪をひきにくくなった、熱が出にくくなったという方は、もしかするとのどの老化が進行しているのかもしれません。

20～40代では、インフルエンザなどに感染《かんせん》したときには高い熱が出ます。免疫力が高くて、病原菌としっかり戦っているから熱が出るのです。

東京医科歯科大学名誉教授で病理・免疫が専門の廣川勝昱《ひろかわかつい く》先生の研究では、免疫力のピークは思春期。その後、40代でピーク時の50パーセント、70代ではピーク時の10パーセントに減少するそうです。

## **熱が出ないのは免疫力低下のサイン**

かつて日本人の死因の上位を占めていた結核《けっかく》は、激減したとはいえ、いまでも毎年1万7000人が発症し、およそ2000人が亡くなっています。高齢者が発症するケースが多いのです。結核が蔓延《まんえん》していた昭和20年代あたりに体内に侵入した結核菌《きん》をもっているからです。

若いころなら、肺の中のマクロファージなど免疫細胞《さいぼう》のはたらきで抑え込むこともできていたのに、高齢になるとこうした免疫力が落ちるので、発症してしまう。結果、**高齢者で結核を発症する人が増えている**というわけです。

このように、年齢とともに病原菌と戦う力は大きく下がってきます。

しかも**免疫力は個人差が大きく、**戦えないため熱が出にくい人も少なからず出てきます。**インフルエンザでも高熱が出るとはかぎりません。**

インフルエンザには高熱が出るA型と、A型よりはやや熱の低い傾向のある

Ｂ型がありますが、Ｂ型でも高熱は出ます。

しかし65歳以上の場合、インフルエンザＢ型に感染して38度以上の高熱が出る患者さんは４割で、６割の人は38・０度より低い熱しか出ないという日本臨床内科医会の報告がありました。37・５度以下という患者さんが２割もいて、これは平熱より少し高いかなという程度です。

このような**熱があまり出ないインフルエンザを、「隠れインフル」**としてテレビで紹介したところ、かなり話題になりました。

「熱が出ないのはラクでいいですね」と思う方もいるかもしれませんが、これは免疫力が低下しているサインですから、手放しで喜ぶことはできません。誤嚥性肺炎のリスクが高まっていることになるからです。

# 唾液が出にくくなる

## 上手に飲み込むには唾液が必要

咳による異物の排出とともにもうひとつ、空気や飲食物と一緒に体内に侵入しようとする病原菌に対して、防御《ぼうぎょ》機能として大切なのが唾液《だえき》です。

**唾液が減ると、のどが乾燥して線毛の動きが落ち、異物の排除がスムーズにできなくなるので免疫力が低下してしまいます。**

ところが、この唾液の分泌《ぶんぴつ》量は年齢にともなって低下するのです。

次ページのグラフは、プロローグの「のど年齢テスト」の元になった調査の結果です。私のクリニックの患者さん372人（20〜80代の各年代×約50人）

## 年代ごとの空嚥下平均回数

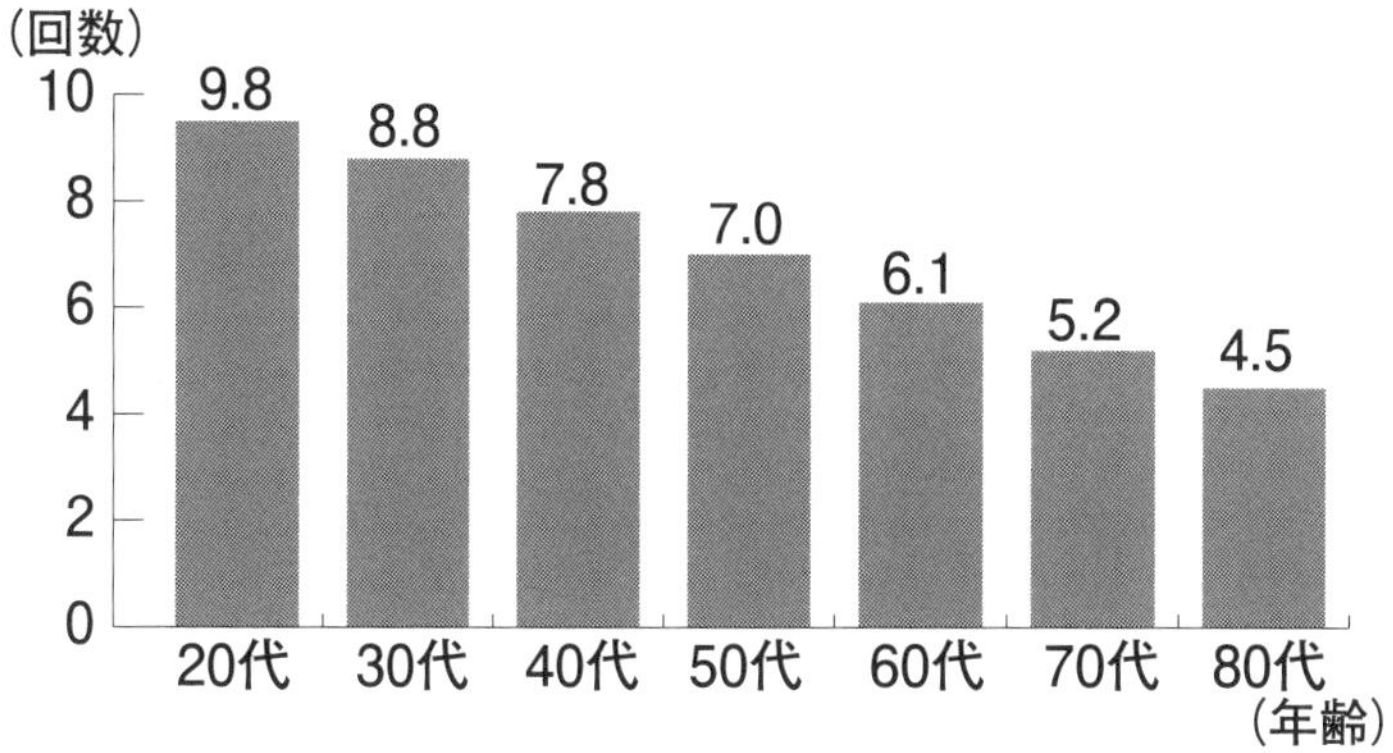


に協力していただき、30秒間に空嚥下《からえんげ》（唾液の飲み込み動作）が何回できるかをチェックしました。

加齢とともに、見事なくらい飲み込む回数が低下します。80代の空嚥下数は20代のおよそ半分です。

短時間に何度もゴックンと飲み込むためには、唾液が必要です。**唾液の分泌量は若さに比例する**のでしょう。年齢の高い人ほど、後半に唾液が出なくなって飲み込みにくくなります。

調査に協力してくれた高齢の方が口々に「唾液が出なくて飲み込めない」

と訴えるので、シェーグレン症候群という唾液が出にくくなる病気ではないかと調べたくらいですが、ひとりも当てはまりませんでした。

**飲み込む力を高めるためには、唾液がしっかり分泌されることが欠かせません。**

食べ物はよく噛《か》むことで分泌された唾液と混じり合い、水分を含んで飲み込みやすくなります。のどから食道、胃へと送る際の潤滑《じゅんかつ》液にもなっています。せんべいやクッキーのような乾燥した食べ物でよくむせたり、食べにくいと感じるようでしたら、唾液の分泌が十分でないのかもしれません。

## 口の中をきれいにしてくれる唾液

また**唾液には、**細菌の増殖《ぞうしょく》を抑えるとされるリゾチームという酵素《こうそ》や、抗菌《こうきん》作用のあるラクトフェリン、ペルオキシダーゼ、ＩｇＡ（免疫グロブリン）など**異物を攻撃する成分や、細胞を修復、成長させる因子《いんし》も含まれています。**

ケガをした動物が傷をなめるのは、唾液に傷を治す作用があるためといわれますね。

このほか、**口の中を洗い流して清潔に保つのも唾液の役割**で、歯周病や虫歯などを防いでくれます。

また、風邪の原因となるウイルスからさまざまな細菌まで、唾液と一緒に飲み込んでしまうことで強力な胃酸によって殺菌されるので、唾液は風邪の予防にもひと役買っています。

誤嚥性肺炎とはそうした細菌が殺菌されないまま、本来行くべきではない肺へ行ってしまい、炎症を起こすわけです。

## 唾液をしっかり分泌させれば若くなる

のどを守って免疫力を保つためにも、唾液が十分に分泌されて口の中がうるおっていることが重要です。唾液の分泌は飲み込む力に大きく関わっており、のどの若さの条件といえます。**唾液がよく分泌する方は、のど年齢が若い**。これは間違いありません。

では、そんな唾液をどうやって出すか。

口を大きく開けて朗々《ろうろう》と音読してみてください。唾液が出てくることに気がつきますね。**音読によって顔の筋肉が動くと、唾液腺《だえきせん》が刺激されて、唾液があふれてくる**のです。

唾液腺には耳下《じか》腺、顎下《がっか》腺、舌下《ぜっか》腺の3つがあり、表情筋を動かしながら音読することはとてもいい刺激なのです。

唾液は加湿器のようにのどの線毛をうるおします。のどの乾燥を防ぐことで、のど年齢はかなり若返ります。

大切なポイントなので何度もくり返しますが、発声と嚥下は、ほぼ同じのどの筋肉を使っています。したがって、声を出すのも筋トレのひとつ。**発声によ**

**るのどの筋トレによって誤嚥が減る**のです。

音読の際は、お腹《なか》からしっかり声を出すことで、呼吸筋をよくはたらかせて、深い呼吸をしましょう。肺に吸い込む空気、吐き出す空気が増え、**全身のすみずみに酸素が行きわたるので、細胞レベルから健康になります。**

さらにいえば、音読によって脳も活性化します。

気に入った本やリズムのいい文章などを声に出して読むことで、脳内では神経伝達物質のひとつ、セロトニンが出て気分爽快《そうかい》、精神面だけではなく、消化や体温調節などさまざまな機能の調子もよくなります。

内容を意識して意味を理解しながら読んだり、音読する自分の声を耳で聞くことで聴覚も刺激され、脳はフルに活性化します。

音読の効用は後でまた触れることにして、次章ではのどや呼吸器の仕組みと、1日に3分ほどの声出し習慣＝音読トレーニングで、声も体も若くなる理由についてて、もう少しくわしく述べていきましょう。

早く音読トレーニングの実践に進みたいという方は、２章を飛ばして３章を読んでいただいても大丈夫です。

# 第2章

# 声を出すと若くなる仕組み！

# 知っておきたいのどの仕組み

## のどが果たしている4つの役割

声を支える2大重要器官であり、誤嚥にも関係するのどと肺。この2つの器官の仕組みとはたらきについて説明しましょう。

のどは空気と飲食物、私たちが生きていくために体にとり込む必要のある「すべてのもの」の入り口であり、体内と外界とが接するゲートです。

正式には「咽頭《いんとう》（のどの奥）」と「喉頭《こうとう》（のど仏のあたり）」を合わせた部分を、一般に「のど」と呼んでいます。

## のどの構造

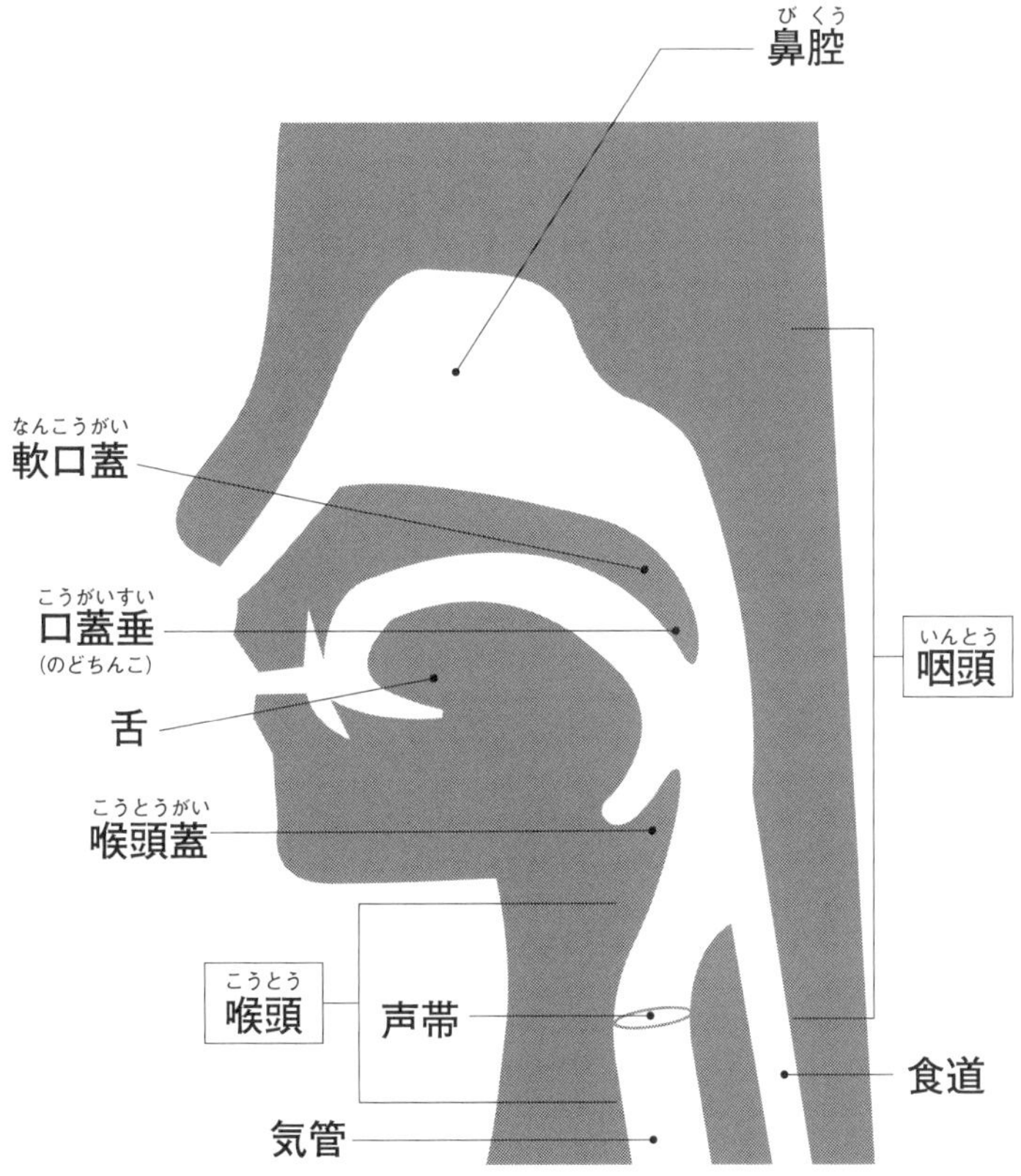
鼻腔《びくう》
軟口蓋《なんこうがい》
口蓋垂《こうがいすい》
(のどちんこ)
舌
喉頭蓋《こうとうがい》
咽頭《いんとう》
喉頭《こうとう》
声帯
食道
気管

のどは「空気の通り道」と、「飲食物の通り道」が交差する複雑な構造をしています。気管は胸側にあり、食道はその奥（背骨側）に位置しています。

呼吸をするときは気管、飲み込むときは食道、と瞬間的に切り替わる交差プレーが無意識のうちにおこなわれて、空気は肺へ、飲食物は胃へと流れていきます（この連係プレーが乱れて起こるのが誤嚥です）。

のどの役割は大きく分けると次の４つです。

①「食べ物を飲み込む」
②「呼吸する」
③「発声する」
④「免疫《めんえき》の最初の関門」

いずれも私たちが生きていくのに不可欠な、重要な役割です。

## ①「食べ物を飲み込む」

私たちは飲食物を飲み込んで食道を通じて胃に送り、その栄養分をエネルギーにしています。当たり前のようにおこなっていますが、歯、舌《した》、唇《くちびる》、咽頭など、多くの部分がタイミングよく連係した、非常に繊細《せんさい》で複合的な運動です。まず口の中で食べ物を噛《か》みくだきながら唾液《だえき》と混ぜ、飲み込みやすい大きさのドロドロの塊《かたまり》（食塊《しょくかい》）にしてのどの奥に送ります。これは自分の意思でおこなう運動（随意《ずいい》運動）です。

食塊がのどから食道に送り出されるとき、以下の一連の動作が、反射的な運動（不随意《ふずいい》運動）としておこなわれます。

のどの奥にある軟口蓋《なんこうがい》が持ち上がって鼻腔《びくう》との通路をふさぎます。同時に、舌と喉頭が持ち上がって食塊を下に押し出します。気管の入り口にある声帯《せいたい》が閉じて呼吸が一時的に止まり、喉頭蓋《こうとうがい》が気管に蓋《ふた》をしてふさぎます。

さらに次の瞬間、ふだんは閉じている食道の入り口が開いて、食塊は食道へと運ばれていくのです。これが嚥下《えんげ》反射です。

食道に入った食塊は食道のぜん動運動で胃に運ばれ、同時に食道の入り口が

## 「食べ物を飲み込む（嚥下）」の仕組み

### 口腔相《こうくうそう》

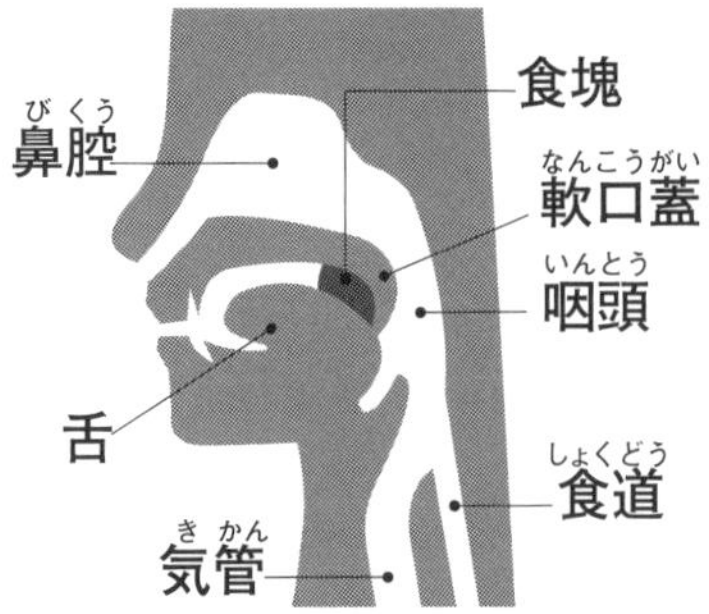


口中で嚙みくだかれた食塊を舌がのどの奥に送り出す

### 咽頭相《いんとうそう》

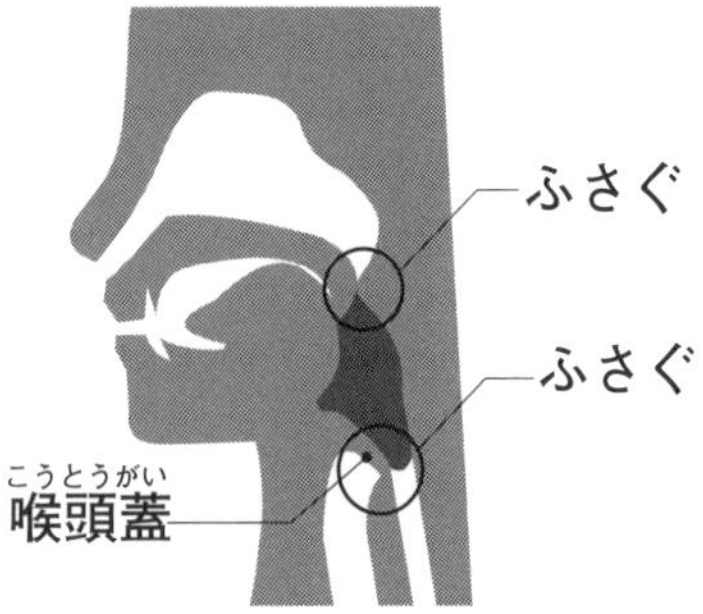


のどの奥にある軟口蓋が持ち上がり鼻腔との通路がふさがれる。同時に喉頭蓋が下がり気道の入り口がふさがれる。この間およそ0.5秒

### 食道相《しょくどうそう》

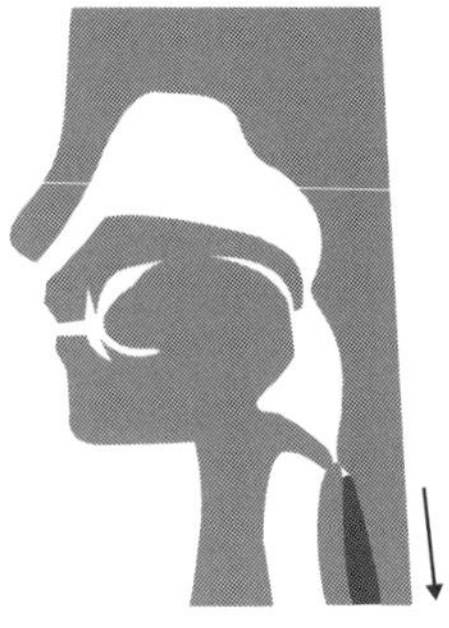

食道に食塊が入り下方に運ばれていく

### 誤嚥《ごえん》の仕組み

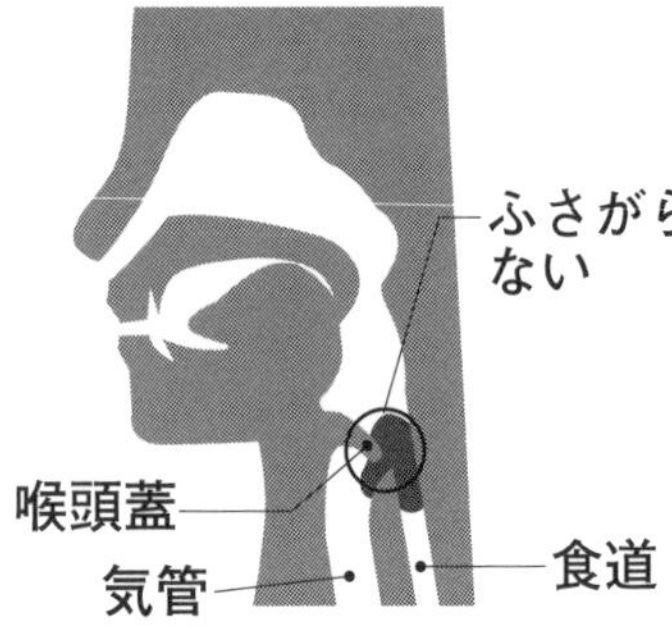


誤嚥の場合、喉頭蓋がふさぐべき気道の入り口にすき間ができている

閉じて逆流を防ぎます。舌や喉頭などは元の位置に戻ります。

ビールを飲んだとき「プハー！」と思わず息が出ることからわかるように、嚥下の瞬間は呼吸が止まり、食道へと送ると息を吐くような切り替えも無意識におこなわれています。口とのどだけではなく、肺や呼吸筋まで協調した連係する動きですが、わずか0・5秒ほどしかかかりません。

この切り替えがうまくいかず、食道へ行くはずの食塊が気管へ行ってしまうのが、誤嚥です。

### ②「呼吸する」

呼吸器としてののどは、酸素をとり入れ二酸化炭素を排出する外気の出入り口です。

呼吸するときは、気管の入り口である声帯は開かれています。とり込まれた空気は、咽頭から喉頭を通過して、気管の奥へ、肺へと送られます。

気管は、のどと肺をつないでいる10センチほどの管《くだ》です。下端は2本に分かれて気管支《きかんし》となり、その先は肺の内部でさらに細かく分岐《ぶんき》していって、数億個もある肺胞《はいほう》につながっています（82ページ参照）。

息を吸って肺に空気が満ちると、血液に酸素がとり込まれ、すみずみの細胞《さいぼう》へと届けられます。細胞はこの酸素を使って生命を維持するエネルギーをつくり出して二酸化炭素を排出、肺胞へと戻ってきます。

肺胞で酸素と二酸化炭素を交換し、二酸化炭素を含んだ空気は、逆の順路をたどって排出されるのです。

血液を介《かい》して酸素と二酸化炭素を交換するこのメカニズムは「ガス交換」と呼ばれる、肺の重要な機能です。

### ③「発声する」

のど仏のすぐ後ろにあり、気管の入り口にあるのが声帯《せいたい》です。声帯は喉頭の内部に突き出たヒダで、呼吸するときはつねに開いていますが、発声するときには閉じます。

## 発声の仕組み

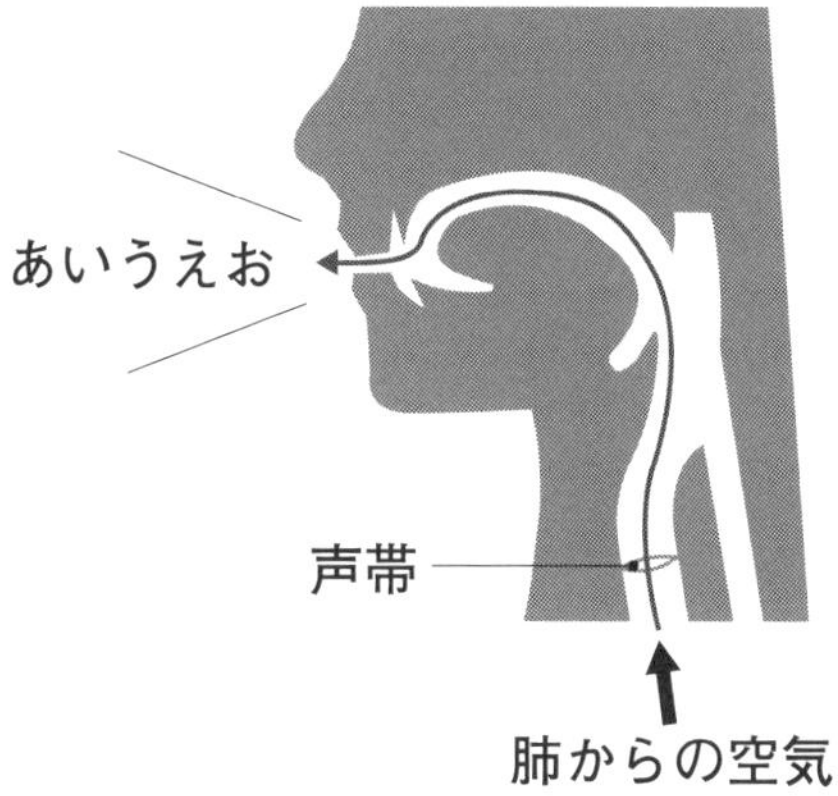


### 声帯の開閉(上から見たところ)

**呼吸時**

呼吸しているとき声帯は開いており、空気が流れている

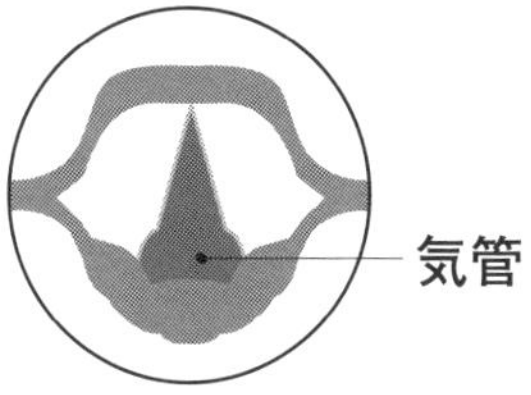


**発声時**

発声や飲み込むとき声帯は閉じ、そこを空気が通り抜けることで声帯ヒダがふるえて音波が発生する

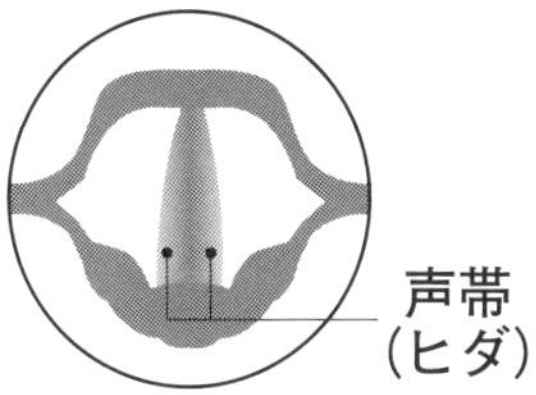

声を出そうとすると声帯が閉じ、吐き出される空気の圧力によって声帯がふるえて音波が発生します。でも、この音波はそのままでは声になりません。空気を口腔《こうくう》や鼻孔《びこう》まで導いて共鳴させることで大きな音となり、口や舌、さらに表情筋などの動きによって声や言葉となって発せられるのです。

## ④「免疫の最初の関門」

人間の免疫《めんえき》機能は三段構えになって異物を排除しています。最初がのど、鼻。次が血液中の白血球の40〜70%を占める好中球《こうちゅうきゅう》、マクロファージなど体内の、生まれながらにもっている免疫細胞。最後がワクチンなどで後天《こうてん》的にできた免疫です。

このうち最初の関門であるのど、鼻。鼻には鼻毛が生えて異物が入らないようにしているのと同様に、のどにも咽喉《いんこう》から気管の粘膜《ねんまく》に、直径1000分の1ミリ未満という細かい線毛がびっしりと生えています。

線毛の毛先は粘液でおおわれています。病原菌や異物はこの粘液で捕らえられ、線毛によって外へ外へと移動していきます。運動会の大玉送りのようなイメージです。粘液とともに咽頭へと押し戻されて、痰《たん》として体外に排出されるか、唾液と一緒に食道へ飲み込まれます。

異物が気管まで入ったときには咳反射《せきはんしゃ》が起こって、肺から空気で吹き飛ばすように外へ排出します。

また、のどの入り口を取り囲むように、リンパ組織が密集した扁桃《へんとう》が存在し、外部から取り入れた空気に触れる最初の免疫器官となっています。

さらに、唾液は口腔内の乾燥を防いで線毛の活動を保護するとともに、唾液内に含まれる免疫グロブリンＡ（ＩｇＡ）が、外からの細菌の侵入を防ぐ役割をになっています。

鼻毛や粘膜がフィルターになるほか、のどが位置する上気道が免疫機能ももっているので、鼻呼吸することで細菌やウイルスの侵入を防ぎます。風邪や肺炎を遠ざけられるのです。

**「口呼吸は万病の元」**といわれます。口呼吸しがちな人は、意識して鼻呼吸を習慣化するようにしましょう。

## のどの老化は若々しさを損ねてしまう

ここまでの話から、のどが老化してきたときのサインを、あらためてまとめてみました。

**【のどの老化サイン】**

・食事をしていてむせる、咳き込む
・声が弱く、かすれたりしゃがれたりする
・のどがイガイガして、咳払いが多くなる
・唾液が出にくくなって、虫歯や歯周病にかかりやすい
・水やお茶なしには、食べたものが飲み込みにくい

いかがでしょう。若い人から見た「高齢者らしいイメージ」に重なっていることが、一目瞭然《いちもくりょうぜん》ですね。

のどの老化は、若々しさを損《そこ》ねてしまう由々《ゆゆ》しき問題でもあります。もちろん健康上の大問題であることは、いうまでもありません。

そこで声出しです。発声と嚥下はほぼ同じ筋肉を使っているので、声を出してのどを鍛《きた》えることで、のどの若さが保てます。**のど年齢が若いと誤嚥性肺炎の予防に役立つだけでなく、風邪やインフルエンザにかかりにくくなります。**

唾液がしっかり分泌《ぶんぴつ》されていれば、のどは乾燥しません。したがって、免疫活動をになう線毛が守られるのです。

のどの免疫機能が高いレベルにあれば、風邪やインフルエンザの罹患《りかん》率は下がります。50代以上であれば、あるいは40代でも誤嚥したことがあるなら、さっそく今日から声を出して、のどのトレーニングをはじめましょう。早すぎるなんてことはありません。

筋肉は、少しでも若いときに鍛えておくと、老化を遅らせることができるからです。

## 免疫力が下がると花粉症が治る？

やっかいなのは、年齢とともに免疫力が低下してくることです。

先に、高齢者にはインフルエンザでも熱が出ないケースがあることを紹介しましたが、風邪の症状も出にくくなる場合があります。もちろん、健康だからということではありません。風邪の原因になるウイルスがとりついている場所で、免疫細胞による戦いが起こらなくなるからです。

多くの風邪はウイルスがのどの上気道にとりついて増殖《ぞうしょく》することで起こり、医学的には「上気道炎《じょうきどうえん》」という総称で呼ばれます。ウイルスは自分では増殖できず、とりついた細胞の仕組みを利用して増えます。風邪のウイルスは上気道の細胞にとりつき、乗っ取って増殖するのです。

細胞がウイルスに乗っ取られると、免疫細胞が攻撃をかけるので、熱が出る、だるい、鼻水が出る、咳や痰が出るなど風邪の症状があらわれます。

つまり、風邪の症状は、体の免疫システムがウイルスと戦っている証《あかし》です。

**高齢者に風邪症状が出にくいというのは、この免疫システムが弱って戦わなくなっているため**なので、**いきなり肺炎などになって重症化してしまう**リスクが高くなります。

微熱程度だったので、近くの内科では軽い風邪と診断されながら、食事もとれなくなって弱っていた80代の患者さんを診察したときのこと。実際には命に関わる重症肺炎でしたので、救急車を呼んで設備のととのっている大病院に緊急搬送したことがありました。

熱も出ない、咳反射も弱いとなると、肺炎とは考えないのでしょう。**60代後半でも、70代でも、熱も出ない肺炎で重症化している人は驚くほど多い**のです。

また60代くらいから「花粉症が治った」という人も増えてきます。千葉県のある地区で、花粉症の人を12年にわたってチェックしたデータがあるのですが、これによると60代で花粉症だった人の半数は70代になると抗体が陰性化していました。

抗体が陰性化すると花粉に反応しなくなるので、症状が出なくなります。**花粉症は、**簡単にいえば〝免疫システムの暴走〟なので、**免疫が弱ってくると発症しなくなる**のです。

花粉症の症状はつらいものですが、発症しなくなるのは免疫が低下したからなのです。インフルエンザや肺炎のリスクが高くなるので、単純には喜べません。

たまに高齢になってから花粉症を発症する人がいます。70歳過ぎて初めて花粉症になったという知人に、思わず「それはおめでとうございます！」と言ってしまったことがありました。

けげんな顔をする知人に、免疫力が高い、体が若いからだと説明したことを思い出します。

## 問題は気づかずに起こる「隠れ誤嚥」

のどはほとんどの部分が筋肉でできています。年齢とともに筋肉量が減少して、転びやすくなったり、重いものが持ち上げられなくなったりしますが、のどの場合は、飲み込む力が弱くなってしまいます。

のど仏をスムーズに上下させられないとか、食道の入り口をうまく閉じられないなどの問題で、誤嚥が起こりやすくなってしまうのです。

誤嚥というと、一般に食べ物や飲み物を誤嚥してむせることだと思われています。もちろんこれも誤嚥ですが、この場合は本人が誤嚥に気づいているので、医学的には「顕性《けんせい》誤嚥」といいます。

一方、夜寝ているあいだに、口腔中の細菌を含む唾液や逆流した胃酸が気管に流れ込んでしまうのも誤嚥です。この場合は、本人が気づかないので「不顕《ふけん》性《せい》誤嚥」といいます。

**誤嚥性肺炎の原因になるのは、この不顕性誤嚥が圧倒的に多く、7～8割を占める**と考えられています。

餅をのどに詰まらせるなどのイメージが流布《るふ》しているのか、誤嚥＝顕性誤嚥と勘違いしている方が多いのかもしれませんが、呼吸器の教科書には、不顕性誤嚥のことがはっきり書かれています。

実際、2000年代までは誤嚥性肺炎をくり返す患者さんには、絶食して点滴するか、胃ろうをするのがセオリーどおりの治療でした。しかし、絶食しているのに肺炎は起こりました。つまり、食べ物ではなく唾液を誤嚥している不顕性誤嚥が重要ということがわかり、胃ろうは栄養補給には有効でも、誤嚥性肺炎の予防には役立たないというのが現在の考え方です。

最近は、マスコミなどでよりわかりやすく「隠れ誤嚥」と呼ばれていますので、本書でもそう表記しましょう。

食べ物を誤嚥していないから、自分は誤嚥性肺炎にはならない、と思うのは間違いで、**隠れ誤嚥はだれでも起こしている可能性が高い**のです。

## 隠れ誤嚥を引き起こす「ラクナ梗塞」

隠れ誤嚥はのどの筋力低下による嚥下障害で起こりますが、じつは最大の要因は、「ラクナ梗塞《こうそく》」という小さな脳梗塞《のうこうそく》です。

ラクナ梗塞は、60代以上の方をＭＲＩで検査すると半数くらいに見つかるといわれ、自覚症状もまったくありません。脳ドックの医師からは「加齢によるものなので大丈夫ですよ」といわれるくらい、心配のない梗塞とされています。**日常生活には影響がないのですが、ラクナ梗塞が起こると誤嚥しやすくなります。**

これはラクナ梗塞によって、脳の神経伝達物質であるドーパミンが減少、これがサブスタンスPという物質を減少させます。このサブスタンスPは嚥下反射と咳反射を左右しているため、誤嚥性肺炎が起きやすくなってしまう、というメカニズムです。

また咳反射や嚥下反射の神経は、脳の大脳基底核《だいのうきていかく》というところにあり、ここにラクナ梗塞が起こると、のどの筋肉のコントロールが悪くなって、のどが一気に老化します。

**ラクナ梗塞の原因は動脈硬化《どうみゃくこうか》**です。動脈硬化によって、脳の毛細《もうさい》血管に詰まってしまう場所ができるためです。そのため、動脈硬化対策が欠かせません。生活習慣病を予防して、血管年齢を若く保つことを覚えておいてください。

もちろん、のどの筋肉を鍛えてのど年齢を若返らせることが大切です。

# 知っておきたい肺の仕組み

## そもそも呼吸とはどういうことか

私たちは生まれた瞬間から呼吸をはじめます。

産声《うぶごえ》は、人生最初の呼吸だとご存じでしたか？　お母さんのお腹《なか》の中にいるときから、赤ちゃんはへその緒《お》を通して、お母さんの血液から酸素を受け取り、二酸化炭素を戻しています。自分の肺はまだ空気が入ってきていなくてしぼんでいるので、お母さんがガスを交換しているのです。

生まれ出てへその緒が離れると、酸素がもらえなくなりますが、赤ちゃんの全身の細胞では二酸化炭素が生成されていて血液中に増えていきます。これが引き金となって赤ちゃんの呼吸中枢《ちゅうすう》を刺激、息を吸い込んで肺がふくらみます。そして、産声とともに息を吐き出すのです。一生つづく、肺呼吸のはじまりです。

ご存じのとおり、**呼吸とは空気中の酸素をとり入れて、二酸化炭素を排出すること**です。とり込んだ酸素を細胞で燃焼させてエネルギーをつくり出し、燃えかすである二酸化炭素を吐き出しています。

成人の場合、1分間におよそ15～18回呼吸しています。訓練次第では数分間くらい止められるようになりますが、自分の意志でずっと止めつづけることはできません。これは、酸素は体の中にためておくことができないからです。

**酸素は細胞内ですぐに消費され、不足すると命に関わってしまう**ので、つねに呼吸してとり込まなくてはいけません。

脳細胞は、酸欠状態が5分間つづくと重大なダメージを負い、障害が残る可能性が高くなります。そのくらい、酸素は休みなく全身に送る必要があります。

## 肺はガス交換の場

**血液を介して酸素と二酸化炭素を交換（ガス交換）している器官が肺**です。

鼻からとり込まれた空気は、のど（咽頭と喉頭）を通り、気管を通って肺へと送られます。咽頭は空気も飲食物も通るのですが、先述したとおり、喉頭の入り口には喉頭蓋《こうとうがい》という蓋があって、飲み込むときだけふさがれるので、誤嚥しなければ気管を通るのは空気だけです。

気管は２つに分かれて気管支となり、左右の肺に入るとさらに枝分かれをくり返して細くなり、左右合わせて１００万本以上になります。その先端には肺胞と呼ばれる小さな袋が、ちょうどブドウの房のようについています。

肺胞ひとつの大きさは直径０・２ミリほどで、成人では片方の肺に３億～５億あるとされます。肺胞の壁には肺動脈や肺静脈につながる毛細血管が網の

# 肺まわりの構造

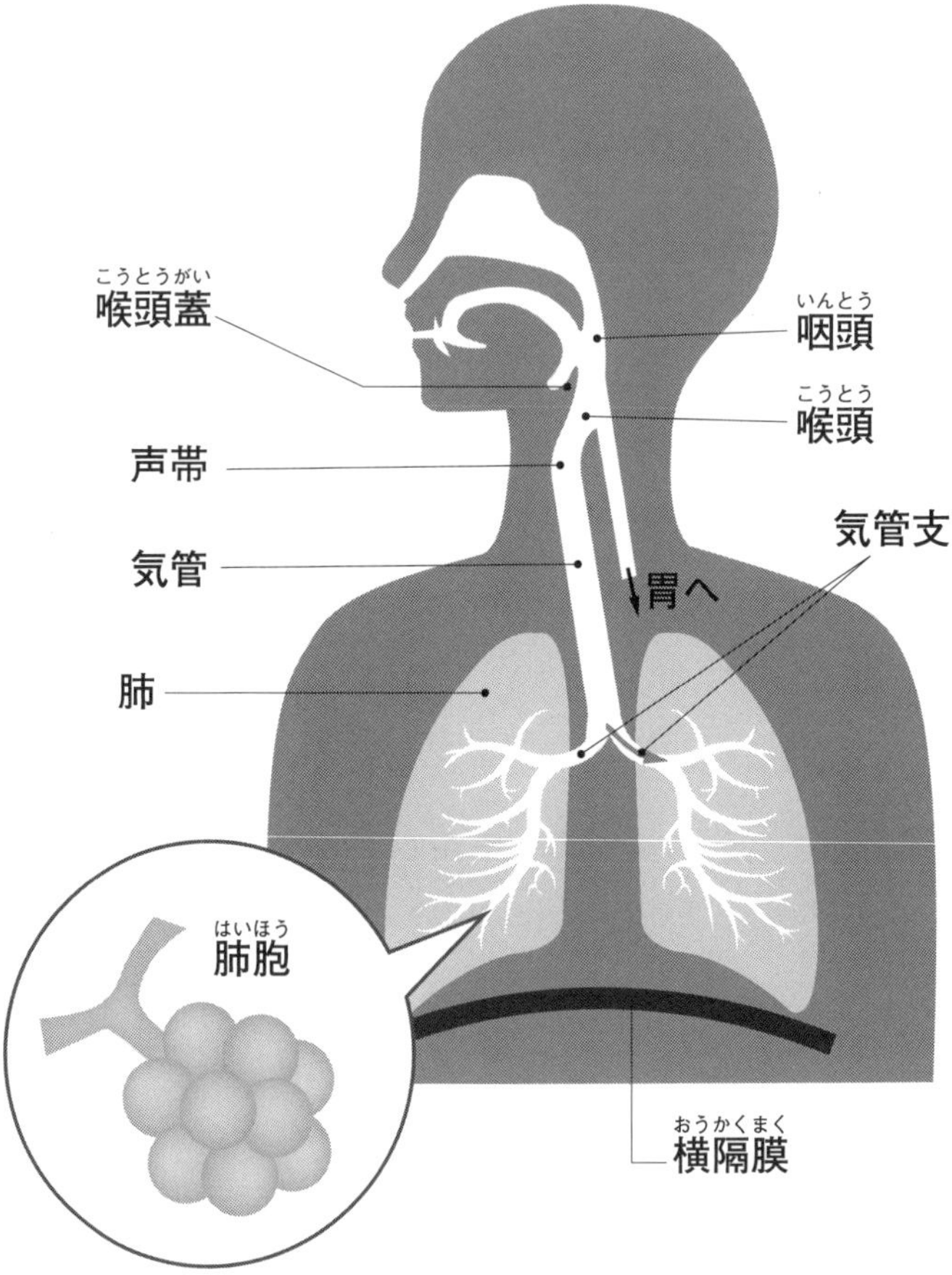

目のようにはりめぐらされており、肺胞のまわりを流れるこの血液中で酸素と二酸化炭素のガス交換がおこなわれています。

## 「いい呼吸」とはどんな呼吸？

通常、１回の呼吸で吸い込んで吐き出す空気量（１回換気量）は、約５００ミリリットル、ペットボトル１本分です。とはいえ、この５００ミリリットルの空気のすべてが肺の中にとり込まれてガス交換に関わるわけではありません。約１５０ミリリットルは鼻腔《びくう》や気管支などの気道にとどまってしまう（死腔《しくう》量）ので、**肺胞まで届く空気（肺胞換気量）は約３５０ミリリットル**です。

深呼吸のような１回換気量が多いときも、浅い呼吸で１回換気量が少ないときも、気道にとどまっている１５０ミリリットルはいつも一定なので、呼吸が浅くなると肺胞換気量は減ってしまいます。

たとえば、浅い呼吸で１回換気量が２５０ミリリットルになったとすると、気道にとどまる150ミリリットルを差し引いた100ミリリットルしか肺胞に届かないことになります。

そうなると脳は「酸素が足りない、二酸化炭素が過剰だ」と判断して、「呼吸を増やせ」と命じるので、**浅い呼吸だと呼吸回数が増えます。それだけ1回あたりの呼吸の効率が悪いということ**になります。

過呼吸の患者さんの呼吸が苦しそうなのは、この呼吸効率が悪いためです。

一方、深呼吸したときはどうなるでしょう。

1回換気量が1000ミリリットルのときも、気道などにとどまっている空気は約150ミリリットルなので、肺胞まで届くのは850ミリリットル。これだけの空気が、ガス交換に関わることになる。つまり、細胞のすみずみまで酸素が届くし、二酸化炭素をしっかり体の外に出すことができます。

したがって**「いい呼吸」とは「深い呼吸」＝1回換気量が大きい呼吸**です。より効率のいいガス交換ができるので、血中の酸素濃度も上がって脳や体も活

## １回換気量の違い

**１回換気量** ＝ １回の呼吸の空気量

**死腔量** ＝ 気道にとどまる空気量＝150ml

**肺胞換気量** ＝ 肺胞まで届く空気量

**１回換気量** － **死腔量** ＝ **肺胞換気量**

| 〈深い呼吸〉 | 〈通常の呼吸〉 | 〈浅い呼吸〉 |
| --- | --- | --- |
| 1000 － 150 | 500 － 150 | 250 － 150 |
| ＝ 850 | ＝ 350 | ＝ 100 |
| 酸素たっぷり | ふつう | 酸素が足りない！ |

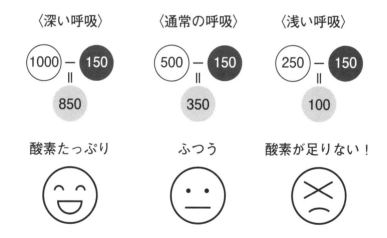

**同じ１回の呼吸でも肺胞に届く空気量はこんなに違う**

発にはたらける、というわけです。

1分間の呼吸数はおよそ15～18回ですから、1日では2万回以上。**私たちは毎日、ペットボトル2万本分も吸ったり吐いたりしている**わけです。浅い呼吸になって回数が増えると、1日あたりでもかなりの差になります。

呼吸は一生つづくのですから、呼吸効率が悪い浅い呼吸をしていると、体にとって大きな負担となります。

## 肺は呼吸筋が動かしている

一生、休むことなく呼吸をくり返している肺ですが、自分では動きません(動けません)。ふくらんだり縮んだりして、数億もある肺胞に空気を出し入れしているのは、周囲にある呼吸筋のはたらきです。

呼吸筋とは、およそ20種類もある呼吸に関わっている筋肉の総称で、協調して動いて胸郭《きょうかく》を動かしています。**おもな呼吸筋は肋間筋《ろっかんきん》と横隔膜《おうかくまく》**です。

## 呼吸筋が肺を動かす

おもな呼吸筋 ＝ 肋間筋 ＋ 横隔膜

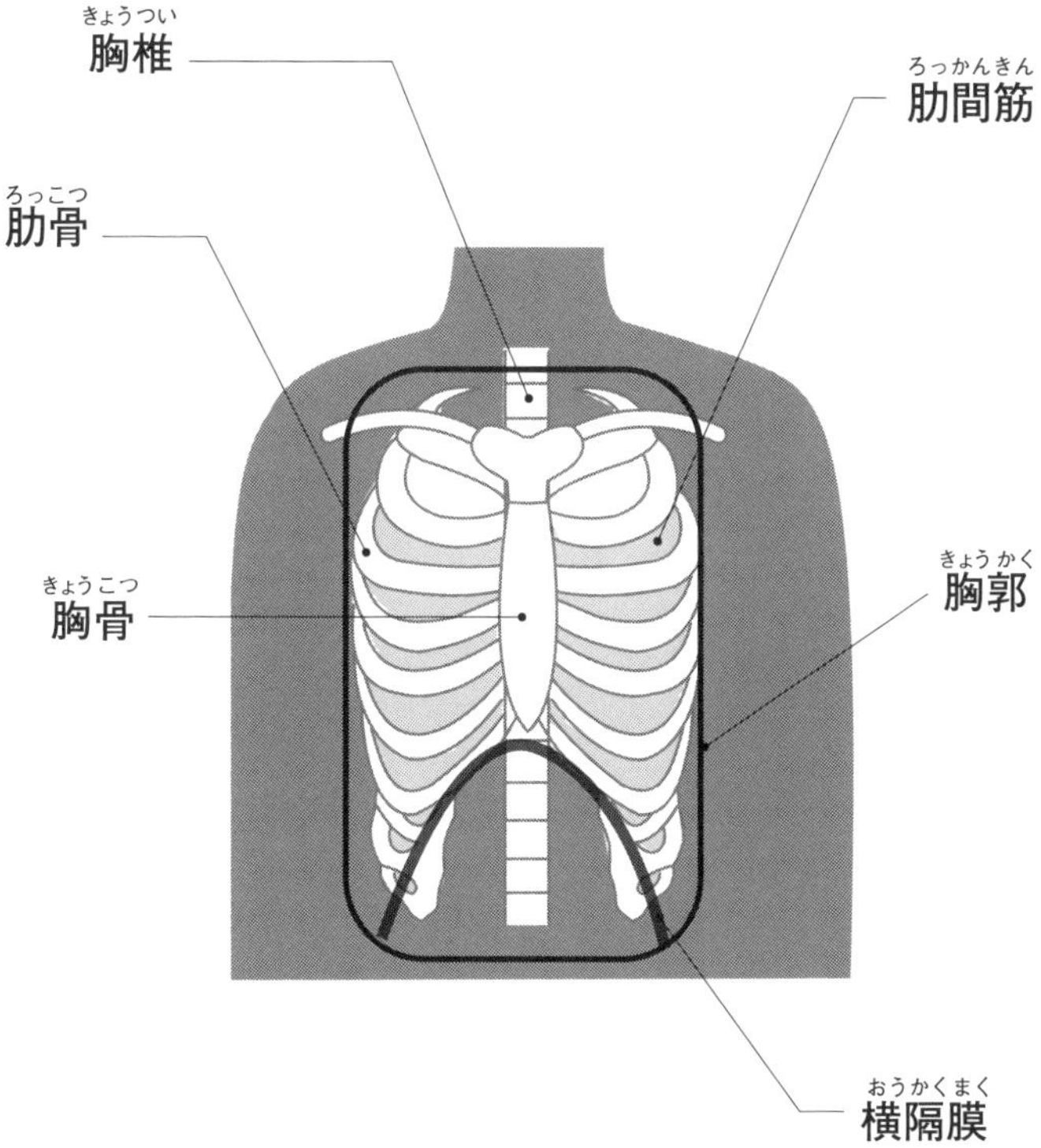

肋骨の間にあるのが肋間筋です。内と外の2層からなっており、息を吐くときに使う内《ない》肋間筋と、吸うときに使う外《がい》肋間筋がセットになっています。息を吐くときは内肋間筋が縮んで肋骨を押し下げ、胸郭のスペースを小さくして、肺の中の空気を押し出します。反対に息を吸うときは外肋間筋が縮むことで、肋骨を引き上げ胸郭のスペースを大きくするので、肺に空気が入ります。**この肋間筋を使う呼吸が「胸式《きょうしき》呼吸」**です。

肋骨の下端にあるドーム状をした筋肉が横隔膜です。焼き肉でいう「ハラミ」の部分にあたる大きな筋肉で、「膜」ではありません。

横隔膜が縮むと下に動いて肺が大きくふくらみ、ゆるむと上に動くので肺がしぼみます。**この横隔膜を使う呼吸が「腹式呼吸」**です。

動きから簡単にいえば、胸式呼吸は胸がふくらんだり肩が上下したりする呼吸法、腹式呼吸は息を吸うときお腹がふくらみ、吐き出すときにお腹がへこむ呼吸法です。

## 「やる気」の胸式呼吸、「リラックス」の腹式呼吸

ガス交換という観点から見ると、「胸式呼吸」も「腹式呼吸」も違いはありません。

通常、どちらか一方ではなく、両方がはたらいています。体の状態や1日の時間帯でも無意識のうちに使い分けています。

たとえば、仰向《あおむ》けに寝ているときは腹式呼吸をしています。仰向けになると背中が床に接触するため、胸が広げにくくなり、自然にお腹を使った呼吸になるからです。

**胸式呼吸は**、立ったときや座ったとき、上体を起こした状態で多い呼吸ですが、**胸郭があまり広がらないために、浅い呼吸になりがち**です。とりわけ、ねこ背や前かがみで姿勢のわるい人は、胸郭が圧迫されるので浅い呼吸になってしまいます。

## 肋間筋が胸郭のスペースを変える仕組み

**息を吐くとき**

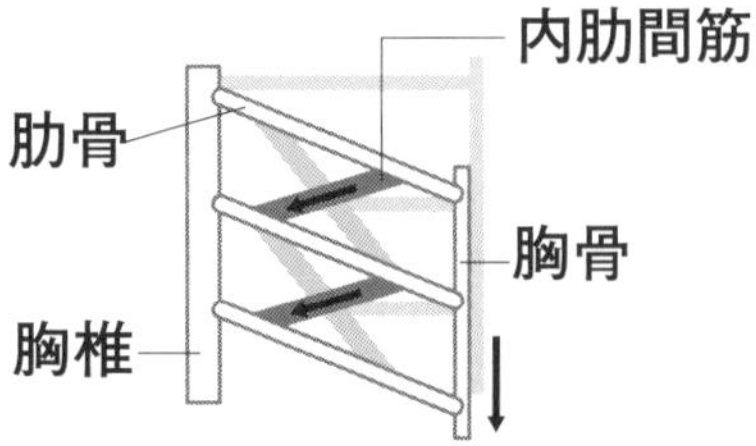


内肋間筋が縮んで
肋骨が下がり胸郭
スペースが減る
＝肺から空気が出る

**息を吸うとき**

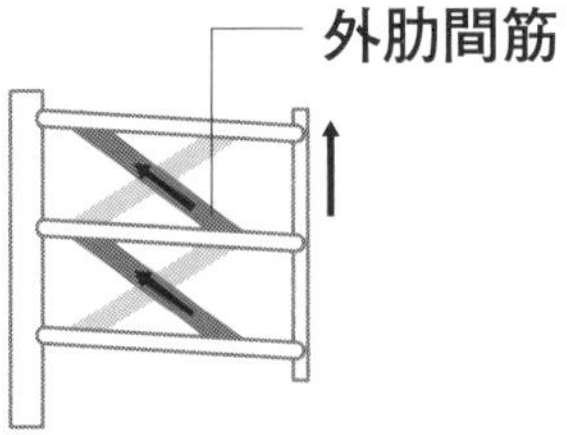


外肋間筋が縮んで
肋骨が上がり胸郭
スペースが増える
＝肺に空気が入る

## 腹式呼吸と胸式呼吸

**腹式呼吸**　**胸式呼吸**

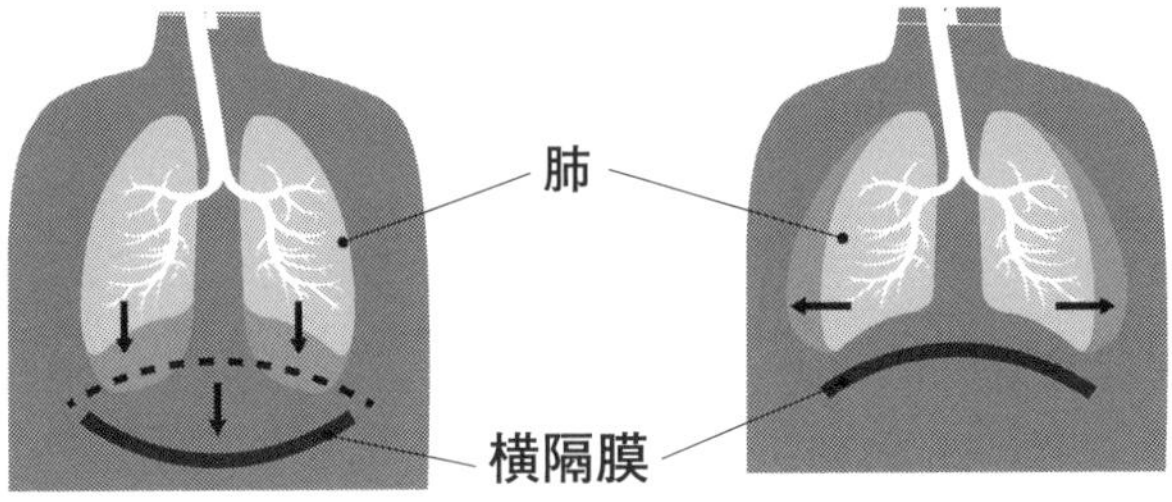


横隔膜が上下して
肺が動く

おもに肋間筋の動きで
肺が動く

呼吸が浅くなると交感《こうかん》神経を刺激するので、やる気がわくというプラス面もありますが、ずっとその状態だと緊張状態がつづくことになり、疲れがとれなくなったり不眠になったり、体の不調を引き起こしてしまいます。

現代人が長い時間を費やしているパソコンやスマホ、タブレットの操作はねこ背になるうえ、画面を覗《のぞ》き込む際、肩を前方に丸めた姿勢になるので、肺が圧迫されて呼吸が浅くなります。

そんな状態で長時間を過ごすと、全身の細胞は酸素不足、二酸化炭素過多になるので、体には大きな負担がかかってストレスも蓄積されていくのです。

一方の**腹式呼吸は**横隔膜が上下して、肺の容積を最大限に使うような呼吸なので、**換気量の大きい、ガス交換の効率のいい呼吸**になります。また副交感神経を優位にするのでリラックスできます。

とはいえ、胸式呼吸と腹式呼吸でどちらが優れているとか、望ましいというものでもありません。交感神経と副交感神経もバランスよくはたらくことが大切です。

胸式呼吸でも腹式呼吸でも、深い呼吸ならどちらでもいいのですが、**「やる気を出したいときは胸式呼吸」「リラックスしたいときは腹式呼吸」**と覚えておくといいでしょう。

## 呼吸筋を鍛えて肺の老化に対抗

肺機能のピークは20歳前後で、その後は少しずつ低下していきます。

肺が老化する原因としては、遺伝的な要因や、汚染された空気を吸いつづけることも挙げられますが、もっとも大きいのはタバコです。**喫煙は、肺機能を急速に低下させ、40歳を過ぎたころからＣＯＰＤ（慢性閉《まんせいへい》塞性肺疾患《そくせいはいしっかん》）を発症する人が増えてきます。**

ＣＯＰＤは、細い気管支に炎症が起きてさらに細くなるために空気の流れが悪くなったり、肺胞が破壊されたりする病気です。肺胞は数億個もあるので、すぐ命に関わることはありませんが、治療しても元には戻りません。

肺が老化してくると、ガス交換の効率が下がってしまうため、体の中は酸素不足、二酸化炭素過剰になりやすくなります。

しかし、肺そのものを鍛えたり、若返らせたりすることはできません。肺胞は細胞分裂《ぶんれつ》せず、その数が増加することはありません。

プロローグにあげた「肺年齢テスト」の元になった調査では、20〜90代までの患者さん（男性30人、女性44人）にティッシュを吹き飛ばしてもらい、その距離をはかりました。

身長や体重が異なるため一概にはいえませんが、たとえば40代男性では１８０センチ吹き飛ばせる人（＝肺年齢20代）もいれば、１４０センチの人（＝肺年齢60代）もいます。

50代女性でも１５０センチの人（＝肺年齢40代）もいれば、１１０センチの人（＝肺年齢70代後半）もいました。

このように差が出るのは、本人も気づかないうちに肺の老化が進んでいる可能性もあるでしょう。

そんな**肺の老化に対抗するには、呼吸筋をしっかりはたらかせて深い呼吸をすること**です。

筋肉はトレーニングによって若返らせることができます。呼吸筋を鍛えることで、

・肺活量が大きくなる
・とり込む酸素量も増えるので、全身の細胞に酸素が行き渡る
・健康になれる

というロジックです。

**気管に入った異物を、体外へ出そうとして起こる咳《せき》も呼吸筋のはたらき**です。

咳のスピードはどのくらいかご存じでしょうか？

なんと「非常に強い台風」なみの秒速45メートル、時速にすると約１６０キロに達します。

メジャーリーガーの大谷翔平《おおたにしょうへい》投手による日本最高記録が１６５キロですから、咳はそれに匹敵《ひってき》する速さです。

性別や体重で変わってきますが、10分間の散歩で消費されるのは約20キロカロリーです。１回の咳で約２キロカロリーといわれるので、**10回咳をすると、10分の散歩に匹敵する**ほど、強い力で咳をしていることがおわかりでしょう。

咳によって肋骨と胸骨《きょうこつ》をつないでいる肋軟骨《ろくなんこつ》が折れたり、打撲《だぼく》したりして来院される患者さんも少なくありません。

それだけに、**呼吸筋が弱ると咳で異物を排出できなくなってしまいます。**これも呼吸筋のトレーニングが大切な理由です。

年齢とともに免疫力が下がるので、誤嚥した異物や細菌を排出できないと健康を損《そこ》なうリスクが高くなってしまうのです。

## 高齢者合唱団の肺年齢は驚くほど若かった

以前、テレビのロケで、器械を使って**高齢者の合唱団の「肺年齢」を測ったことがありました。**スパイロメーターという機器を使って、肺活量や吐く勢いを測定すると、自動的に肺年齢が計算されます。

みなさん、すばらしい肺機能で、**実年齢よりも肺年齢のほうが10～20歳も若くてびっくりしました。**

海女《あま》さんの肺年齢も測ったことがあります。高齢者ばかりでしたが、さすがに肺年齢が若く、やはり実年齢より10～20歳も若かったのです。

海中10メートルの深さでは、大気圧1気圧プラス水圧1気圧で、2気圧がかかります。

全身を四方八方から、地上の2倍の圧力でギュウギュウと縮める力がはたらく海中に、海女さんは毎日何度も潜《もぐ》っているのですから、呼吸筋が鍛えられているのはわかります。

それと同じくらい、合唱団の高齢者たちの呼吸筋も鍛えられていたのは驚きでした。

海に2分、３分と潜っている海女さんの呼吸機能が高いことは想像できます。でも合唱団の肺年齢が、海女さんと同様に若かったのは、正直なところ想像を超えていました。

**合唱団の人たちの呼吸筋を鍛えたのは、腹式呼吸**でした。

合唱では、横隔膜を使って胸郭をいっぱいにふくらませて歌います。みなさん異口同音《いくどうおん》に「合唱団に入ってしばらくしたら、腹式呼吸で呼吸するのが楽になったんですよ」と話していたのが、とても印象的でした。

腹式呼吸では横隔膜が大きく動きますが、鍛えられるのは横隔膜だけではありません。

おもな呼吸筋として、先に肋間筋と横隔膜に触れましたが、そのほか次のような筋肉もあります。

## 【呼吸に関係する筋肉】

・大胸筋《だいきょうきん》（胸の上部の筋肉）
・腹筋：腹直筋《ふくちょくきん》、外腹斜筋《がいふくしゃきん》、内《ない》腹斜筋
・背筋：僧帽筋《そうぼうきん》、広背筋《こうはいきん》、前鋸筋《ぜんきょきん》
・首の筋肉：胸鎖乳突筋《きょうさにゅうとつきん》、前斜角筋《ぜんしゃかくきん》、中《ちゅう》斜角筋、後《こう》斜角筋

こうした筋肉が、合唱のときの腹式呼吸で総合的に鍛えられるのでしょう。

また、胸郭が大きく広げられるよう、まっすぐ立って姿勢を維持《いじ》し、口を大きく開けて歌うのですから、全身の筋肉を使う運動（一定の姿勢を維持するためにも筋肉は力を出しています）になります。

たとえば背骨を支えている脊柱起立筋《せきちゅうきりつきん》は、息を吸い込むときにもはたらくし、腹圧を保って背骨をまっすぐに立てる役目のある腹横筋《ふくおうきん》（わき腹の筋肉）は、息を吐ききるときにもはたらきます。

また、合唱では、お腹から声を出して朗々と響くような歌い方で、息継ぎのできない長いフレーズもあります。

そのため、**大きく息を吸って一息を長く保って歌っています。**長いフレーズの後のブレス（息継ぎ）では、瞬間的に深い呼吸をして、大量の空気を肺いっぱいにとり込むのです。これこそ呼吸筋を鍛える秘訣《ひけつ》です。

筋肉は２週間ほど鍛えると、見違えるように変わります。合唱団の人たちが話していたように、しばらく練習すると腹式呼吸も楽にできるようになって、肺年齢も若返るのです。

# 声出しはいいことずくめ

## 呼吸筋のトレーニングから唾液の分泌促進まで

上手に音読をしている人を観察していると、一息を長く保って文章を切りのいい句読点まで読んで、短く深く息継ぎをしています。合唱団の人たちと同じです。

大きく息をとり込んで、一息を長く保って朗々とした声で読み、瞬間的に深い呼吸で息継ぎをする。

こうすると必然的に腹式呼吸になってくるので、**合唱しているのと同じ効果が得られる**でしょう。**一息を長く声を出し、深く息継ぎするのがポイントです。**

声を出すことは、とてもいい運動です。呼吸筋をはじめ、のどや舌、顔の筋肉などを総動員します。

深く大きく息を吸い込むためには、姿勢もまっすぐ保っておく必要があります。ねこ背では深い息継ぎはできません。朗々と音読していると自然に、胸郭が大きくふくらむ正しい姿勢になっていきます。

文章を読むときは、**ゆっくり読んだほうが表情筋が動くので、顔の筋トレになります。**

早口になったり、モゴモゴとした発声にならないように気をつけて、口をしっかり動かし、滑舌《かつぜつ》よく読みましょう。

１分を朝昼晩３回、１日３分しっかり声に出して読むだけで、いままであまり使ってこなかった、さまざまな筋肉を鍛えることができます。

実際に声に出して読んでいると、唾液がたくさん出てくることに気づくでしょう。

**表情筋を動かすことで唾液腺が刺激されて、唾液が出やすくなっている**のです。

唾液腺をマッサージすることでも分泌《ぶんぴつ》しやすくなりますが、習慣化するのはなかなか大変です。音読するだけでそれができるのですから、お手軽ですね。

本書の冒頭でテストしてもらったように、のど年齢は唾液の出やすさ・出にくさで決まります。唾液が少ないと、食べたものを誤嚥しやすくなることや、気管に入った異物を外に出す線毛のはたらきを弱らせて免疫に影響してしまうことなどを述べてきましたが、こうした不都合も音読で改善できます。

唾液の出にくくなってきた中高年に、とくに音読をおすすめしたい理由のひとつです。

**「最近、食べたものが飲み込みにくい」と感じている方は、食事の前に30秒間、音読してください**（次章に食前の音読テキストがあります）。

唾液が出てくるので嚥下しやすくなる。つまり、飲み込み力がアップします。

唾液には抗菌作用や、口内を清浄に保つ作用もあるので、たっぷり分泌されると歯周病や虫歯、口臭を遠ざけることができます。

## 高齢者の「負のスパイラル」を声出しで防ぐ

２０１０年度まで、長く日本人の死因の第３位を占めてきたのは脳血管疾患《しっかん》（脳梗塞《のうこうそく》や脳出血など）でしたが、２０１１～16年度は肺炎が逆転して第３位になりました。毎年10万～12万人近い方々が肺炎で亡くなっています。

この数は、ほとんどが臨床医の判断で書かれた死亡診断書に基づいており、病理解剖《かいぼう》により死因を確かめた死亡診断書はわずかに３パーセント未満。

ですから、**本当はもっと多くの方が、肺炎で亡くなっている**と考えられます（病理解剖のデータでは高齢者の死因のトップは肺炎などの感染症です）。

先にも述べましたが、肺炎で亡くなる方の96パーセント以上は65歳以上の高齢者であり、肺炎で亡くなった高齢者の70パーセント以上は誤嚥性肺炎です。

おそらく**高齢になると唾液の誤嚥はひんぱんに起きている**ものと思われます。

のどが老化して、食道と気管の切り替えがうまくいかなくなると、睡眠中に誤嚥する隠れ誤嚥が増えて、肺炎を引き起こしてしまうのです。誤嚥性肺炎は自覚症状が少なく、くり返されるうちに悪化していくので要注意です。

もし「息苦しい」「咳が長引く」「ぐったりして食欲がない」といった症状が3～4日つづく場合は放置してはいけません。すぐに呼吸器科の医師にかかりましょう。

そうならないよう「転ばぬ先の杖」となるのが、声出し＝音読です。

のども全身の筋肉も、動かさないと筋力が低下します。誤嚥をくり返して体力が低下し、飲み込む力が弱くなって嚥下機能、咳反射機能の低下とつながり、肺炎をくり返す「負のスパイラル」におちいらないようにしなくてはいけません。

**声出し＝音読は、のど、肺を鍛えて、負のスパイラルをストップさせる、とても簡単で効果的な方法**です。

# 第3章

# 音読トレーニングで元気はつらつ！

# 音読トレーニングはここがポイント

## 声出しのメリット

　ここまで、のどと肺の老化を中心に、声出しがいかに健康にいいかを説明してきました。声出しのメリットをまとめておきましょう。

・のど、舌、声帯、表情筋、呼吸筋などの筋肉を総合的に使う運動になる
　→「のど年齢」を若返らせ、誤嚥《ごえん》を予防
　→隠れ誤嚥による誤嚥性肺炎を予防
　→しっかりとした若々しい声になる

・呼吸筋が鍛《きた》えられ、肺にとり込まれる空気が増える
→肺機能（酸素と二酸化炭素の交換能力）が高まり、肺が若返る
→血液中の酸素量が増え、全身が細胞レベルから元気になる
→気管に入った異物を、咳《せき》によって排出しやすくなる
・表情筋が鍛えられ、唾液《だえき》が出やすくなる
→のどがうるおい、免疫力《めんえき》がアップする
→飲食物が飲み込みやすくなり、誤嚥を予防
→唾液の抗菌《こうきん》作用や、口内を清浄に保つ作用で歯周病や虫歯、口臭を防ぐ

声を出さないでいると、この逆の現象が起こります。

つまり、実年齢以上に「のど年齢」が高くなって誤嚥が増え、弱々しい咳で、異物を排出するのが困難になります。そのまま睡眠中の隠れ誤嚥が多くなってくると、誤嚥性肺炎のリスクが高まってきます。

また呼吸が浅くなるので肺の老化も進み、ちょっと階段を上っただけで息切

れしたり、痰《たん》がからんでくるような症状も出てきます。

唾液が出にくくなると、食べ物が飲み込みにくくなるほか、のどの線毛《せんもう》がダメージを受けるため免疫力が低下します。

免疫力は年齢とともに低下しており、40代では10代の半分程度という報告もあります。唾液不足で口の中の清潔が保てなくなると、歯周病や虫歯、口臭の原因になるばかりでなく、唾液を誤嚥したときに肺炎となるリスクを高めます。


高齢者に誤嚥性肺炎が多いのは、こうしたさまざまな要因から悪循環が起こってしまうためですから、音読によって、のどの若さを保つ大切さがおわかりいただけると思います。

リタイアした世代（とくに男性）は、会話する機会が激減してしまう傾向が強いので、音読トレーニングでのどから若返りましょう。

## まっすぐ、いい姿勢で読む

姿勢でとくに注意していただきたいのが「**ねこ背にならないようにする**」です。

音読は、呼吸筋を使って胸郭《きょうかく》を大きく動かすトレーニングです。背中が丸まった姿勢では、横隔膜《おうかくまく》がつねに上がった状態になり、胸いっぱいに空気を吸い込めません。

現代人の生活は、パソコンやスマホに向かう時間が長く、ねこ背になったり、肩が内側に丸く狭《せば》まったりした姿勢になっていることが多く、呼吸が浅くなりがちです。

呼吸筋を十分に動かせないので、深く呼吸できないのです。

音読トレーニングの**基本姿勢は、まっすぐに立ったときに、耳、肩、太ももの付け根の骨張った部分（大転子《だいてんし》）、くるぶしが一直線になるようにします。**

これがもっとも胸郭がふくらむ姿勢です。合唱団の人たちが朗々と歌っているイメージですね。

もちろん椅子に座って読んでも結構です。**椅子に深く腰かけ、背中をまっすぐ起こし、胸を張って読みましょう。**

漢詩やお経などは、歩きながら声を出しても結構です。歩きながら音読すると、全身でリズムにのれて、気分もはつらつとしてきますよ。

まっすぐな姿勢を維持しているときは、お腹《なか》まわりの筋肉（腹直筋《ふくちょくきん》、外腹《がいふく》斜筋《しゃきん》、内《ない》腹斜筋、腹横筋《ふくおうきん》）もはたらいています。

お腹ぽっこりを解消する効果があるだけでなく、咳やくしゃみをする力もアップします。

## 腹式呼吸で、ゆっくりと大きな声で読む

腹式呼吸によって大きく胸郭を動かし、深い呼吸を心がけましょう。息を吸い込んだときにお腹がふくらむ呼吸法です。

**横隔膜を意識しておこなうとより効果的**ですが、いきなり腹式呼吸といっても、イメージがわかないかもしれません。

仰向《あおむ》けに寝ると自然に腹式呼吸になるので、まずは仰向けになって腹式呼吸の感覚をつかみましょう。深呼吸ではなく、普通に息をしながらおこないます。

**【腹式呼吸のやり方：寝たまま】**

①仰向けに寝て軽く膝《ひざ》を立て、片方の手をお腹に、もう一方の手を胸に置きます。

②お腹がふくらむのを確認しながら、鼻から息を吸い込みます。胸はあまり動きません。

③吸った時間の2倍をかけて、すぼめた口から息を吐《は》き、お腹が元に戻るのを確認します。

①～③を10回くり返します。これを1セットとして2セットおこないます。

横隔膜の動きを意識するのがポイントです。

## 腹式呼吸のやり方① 寝たまま

①軽く膝を立て、手を胸とお腹に置く

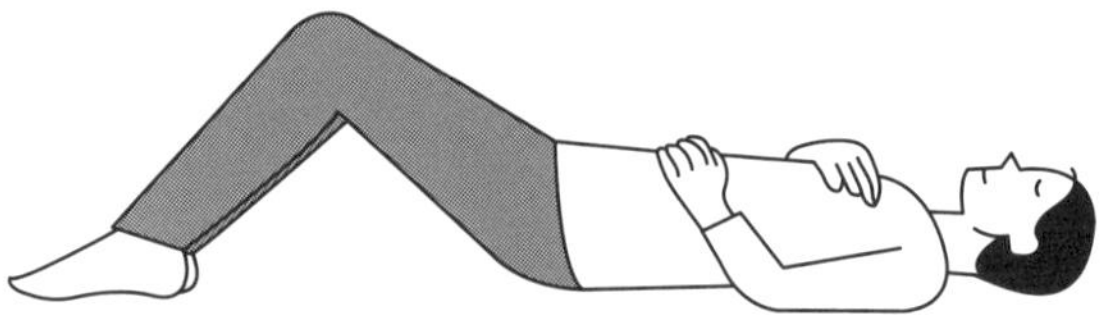

②鼻から息を吸い込む。
お腹がふくらみ、胸はあまり動かないことを確認

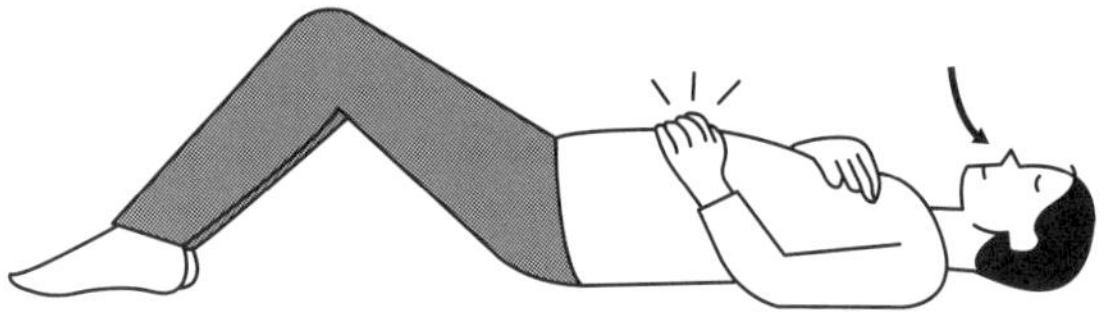

③吸った時間の２倍をかけて、すぼめた口から息を吐く

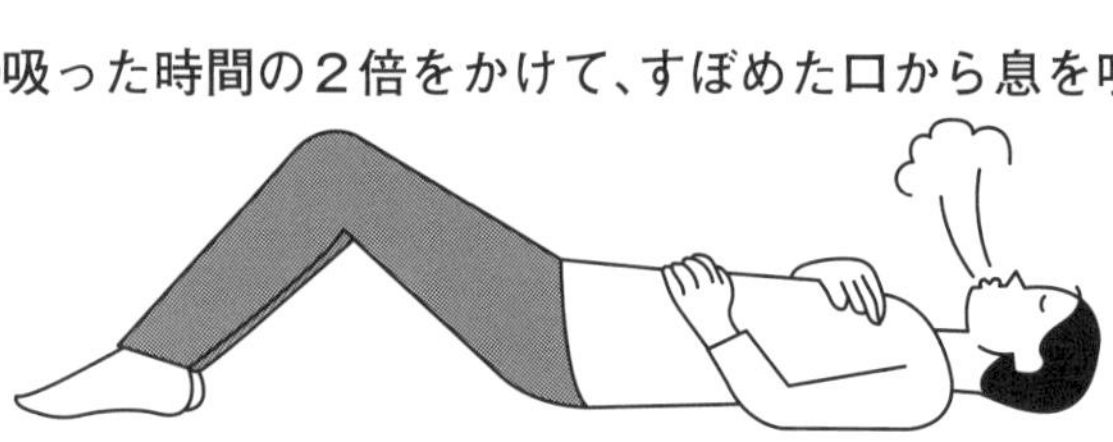

仰向けでの腹式呼吸に慣れたら、椅子に座っておこなってみましょう。リラックス効果もあるので、イライラしたり、ストレスを感じたときなどにおこなうのもおすすめです。

**【腹式呼吸のやり方：座ったまま】**

①椅子に深く腰かけ、上体はリラックスして背筋を伸ばし、手は両膝の上に置き、まっすぐ前を見ます。

②口からゆっくり息を吐き出します。このとき、お腹がへこむのを意識してください。

③今度はお腹がふくらむのを意識しながら、鼻からゆっくり息を吸います。

④お腹の力を抜いて、お腹が元に戻るのを意識しながら、吸った時間の2倍をかけて、すぼめた口から息を吐きます。

こちらも横隔膜の動きを意識しながら、10回を1セットとして2セットおこないます。

## 腹式呼吸のやり方② 座ったまま

①背筋を伸ばし、深く腰かける

②お腹がへこむように
意識しながら、
口からゆっくり息を吐く

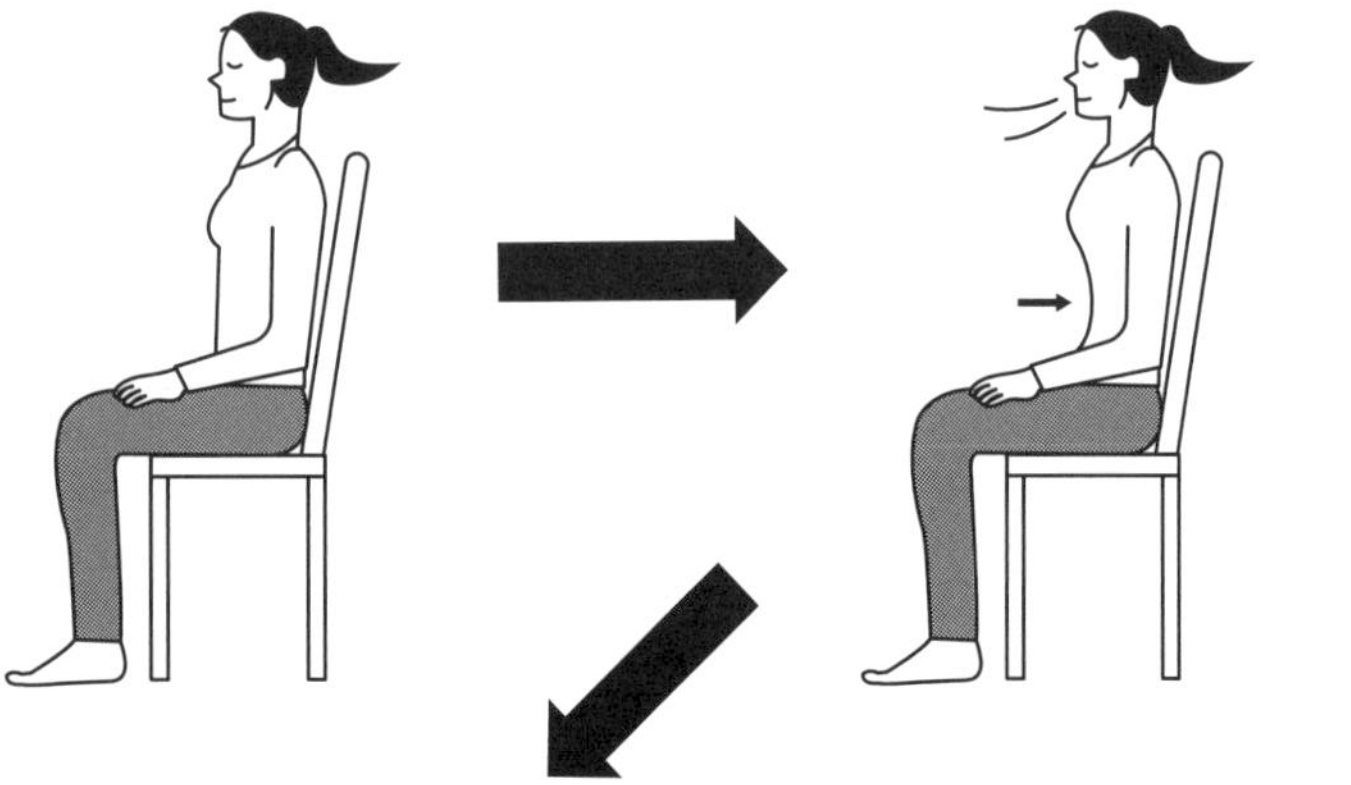

③お腹がふくらむのを意識
しながら、鼻からゆっくり
息を吸う

④お腹の力を抜き、吸った
時間の2倍をかけて、
すぼめた口から息を吐く

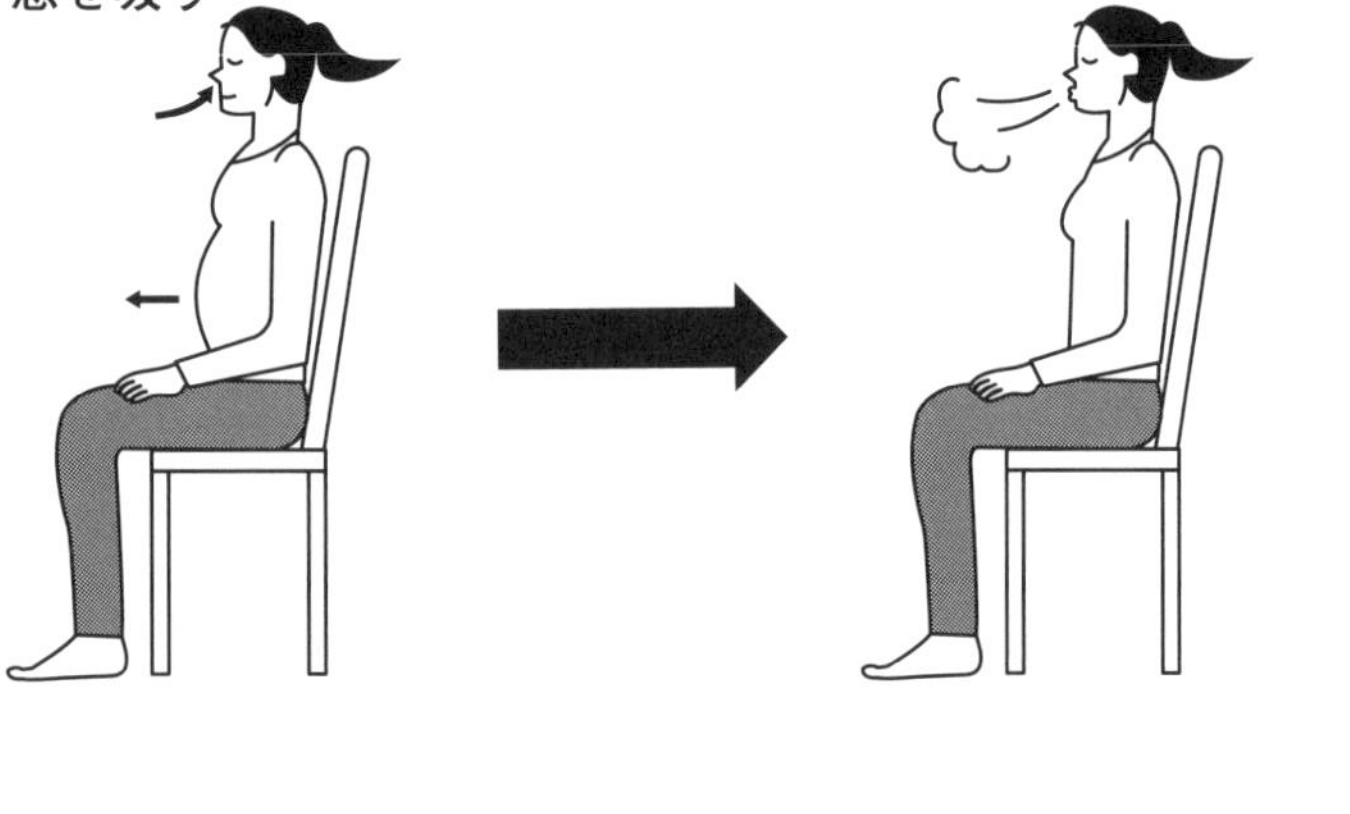

**この腹式呼吸の感覚で、音読してみましょう。**

息継ぎするとき、お腹がふくらむことを感じながら、ゆっくりと大きな声で読みます。呼吸筋と、のどの筋肉をはじめとする発声にかかわる筋肉を同時に鍛えることができます。

## 滑舌よく、口をしっかり動かそう

一般にふだんの会話は、口の動きが少ない省エネ型ですが、音読のときは、表現豊かに読むことが、のどの筋肉トレーニングのポイントになります。**滑舌《かつぜつ》よく、口を大きく動かして、のどや舌、顔の表情筋まで使って声を出しましょう。**

発声にかかわる筋肉は、のどで声帯《せいたい》の周辺にある筋肉だけではありません。喉頭筋《こうとうきん》（のどの筋肉）、舌筋《ぜっきん》、表情筋など、すべて関係しています。それらの筋肉が、声を出すことによって鍛えられます。

一般に筋トレはゆっくりおこなうほうが効果的といわれます。筋トレをしているというイメージをもちながら読むようにしましょう。

また、朗読劇のように演技っぽく読むとか、上手に読もうなどと構える必要はありません。**うまく読めなくても、つっかえるところがあっても、筋トレですからいいのです。**

とにかく、小さな声にならないよう気をつけながら読んでください。

口を大きく開けて、表情筋まで動かして読むことで、唾液腺を刺激して、唾液が出やすくなります。なお、ゆっくり読んだほうが表情筋がよく動きます。

唾液が出やすくなるように、水分補給を忘れないようにしましょう。

## 一息を長く保つように意識する

文章の切りのいいところや句読点まで目で追いながら、**一息を長く保つように読み、鼻から短く深く息継ぎします。**もちろん、息を吸うときは、お腹がふくらむ腹式呼吸です。短い時間でたっぷりと肺の中に空気を吸い込む、深い呼吸を心がけましょう。

**早口で読まないようにしましょう。**早口で速読すると、背中が丸くなったり、口先だけの動きになったり、全体に動きが小さくなりがちです。口をゆっくり大きく動かしながら、一息を長くするように意識して声を出します。

音読するテキストが句読点が多めだったり、短い文章だったら、筋トレの効果を重視したい方は、「、」「。」どおりではなく、読みきりやすいところまでつづけ読みしてもいいと思います。

文章の内容を解釈しながらどう表現するか、あるいは筋トレ効果を考えてどう読むかを工夫しながらの音読になるので、脳も活発にはたらくでしょう。

機械的に読むよりも、あれこれ工夫しながら読んだほうが面白いし、だんだん気分ものってきますよ。

## 声帯を傷める発声方法は避ける

あごを引き気味にして、吐き出す息に声をのせるようなイメージで発声します。のどに力の入った声や、のどから絞《しぼ》り出すような声は、声帯を傷《いた》めてしまうので、こうした発声方法は避けなくてはいけません。

**あごを突き出した姿勢は、声帯やのどに負担をかける発声になりやすいので要注意**です。

無理に大きな声を出そうとすると、こうした声帯を傷める発声になりがちです。はっきり、ゆっくり、人に聞いてもらうつもりで声を出しましょう。

## 1分×朝昼晩の3回でOK

音読トレーニングは、**「1日3分＝1分×朝昼晩の3回」で大丈夫**です。

「そんなに短くていいの?」「ハードルが低すぎる」と思われるかもしれませ

んが、無理なくつづけるために、ハードルを低く設定しています。

物足りなく感じる方は、もっと長く音読してもらっても結構ですが、毎日、短時間でもつづけることこそ重要です。

ときどき思い出したときに、頑張って声がかれるくらい長い時間音読するのは、のどを傷め、トレーニングどころか逆効果です。

トレーニングのつねとして、長期間、毎日コツコツとつづけているうち「気がつけばこんなに鍛えられた」という結果が得られるものです。音読トレーニングも同様です。

**簡単すぎると思われても、毎日朝昼晩、コツコツとつづけることで、着実にのどや肺が鍛えられ、声が若返って、誤嚥することも減っていきます。**

やってみるとわかりますが、声を出すことはとても楽しいですし、体が若返ってくるのが実感できるとうれしいものです。

つづけていけば、健康に大きな差がつくことは間違いありません。

# 音読テキストで筋トレ

筋トレとしての声出しは、毎回違うものを初めて読むよりも、読みなれたテキストを大きな声で気持ちよく発声するほうがやりやすいと思います。以下に、よく知られた名作や古典、お経などを掲載します。

いずれも音読すると1分ほどの分量ですが、早さを競うわけではないので、タイムをはかる必要はとくにありません。

また、次ページに「食前テキスト」として、食事前に音読すれば唾液が出やすくなるテキストを入れました。これは30秒くらいの分量なので、口を大きく動かして読んで、唾液腺をよく刺激してください。

テキスト以外でも、お気に入りの本を1冊、「音読破」するのもいいですね。毎日、少しずつ音読して1冊を読了すると、達成感もひとしおです。

## 食前テキスト

あえいうえおあお
かけきくけこかこ
させしすせそさそ
たてちつてとたと
なねにぬねのなの

---

はへひふへほはほ
まめみむめもまも
やえいゆえよやよ
られりるれろらろ

# 坊《ぼ》っちゃん

夏目《なつめ》漱石《そうせき》

親譲《ゆず》りの無鉄砲で小供《こども》の時から損ばかりしている。小学校にいる時分《じぶん》学校の二階から飛び降りて一週間ほど腰を抜かしたことがある。なぜそんなむやみをしたと聞く人があるかもしれぬ。別段深い理由でもない。新築の二階から首を出していたら、同級生の一人《ひとり》が冗談に、いくら威張《いば》っても、そこから飛び降りることは出来まい。弱虫やーい。と囃《はや》したからである。

小使に負《お》ぶさって帰って来た時、おやじが大きな眼《め》をして二階ぐらいから飛び降りて腰を抜かす奴《やつ》があるかと言ったから、この次は抜かさずに飛んで見せますと答えた。

親類のものから西洋製のナイフを貰《もら》って奇麗《きれい》な刃を日に翳《かざ》して、友達《ともだち》に見せていたら、一人が光ることは光るが切れそうもないと言った。切れぬことがあるか、なんでも切って見せると受け合った。そんなら君の指を切ってみろと注文したから、なんだ指ぐらいこの通りだと右の手の親指の甲をはすに切り込んだ。

幸いナイフが小さいのと、親指の骨が堅《かた》かったので、今だに親指は手に付いている。しかし傷痕《きずあと》は死ぬまで消えぬ。

# 草枕《くさまくら》

夏目《なつめ》漱石《そうせき》

山路《やまみち》を登りながら、こう考えた。

智《ち》に働けば角《かど》が立つ。情《じょう》に棹《さお》させば流される。意地を通せば窮屈《きゅうくつ》だ。兎角《とかく》に人の世は住みにくい。

住みにくさが高《こう》じると、安い所へ引き越したくなる。どこへ越しても住みにくいと悟《さと》った時、詩が生れて、画《え》が出来る。

人の世を作ったものは神でもなければ鬼でもない。矢張《やは》り向う三軒両隣《りょうどな》りにちらちらする唯《ただ》の人である。唯の人が作った人の世が住みにくいからとて、越す国はあるまい。あれば人でなしの国へ行《ゆ》くばかりだ。人でなしの国は人の世よりも猶《なお》住みにくかろう。

越す事のならぬ世が住みにくければ、住みにくい所をどれほどか、寛容《くつろげ》て、束《つか》の間《ま》の命を、束の間でも住みよくせねばならぬ。

# 銀河鉄道の夜――北十字とプリオシン海岸

宮沢賢治《みやざわけんじ》

「おっかさんは、ぼくをゆるして下さるだろうか。」

いきなり、カムパネルラが、思い切ったというように、少しどもりながら、急《せ》きこんで云《い》いました。

ジョバンニは、
（ああ、そうだ、ぼくのおっかさんは、あの遠い一つのちりのように見える橙《だいだい》いろの三角標《さんかくひょう》のあたりにいらっしゃって、いまぼくのことを考えているんだった。）と思いながら、ぼんやりしてだまっていました。

「ぼくはおっかさんが、ほんとうに幸《さいわい》になるなら、どんなことでもする。けれども、いったいどんなことが、おっかさんのいちばんの幸なんだろう。」カムパネルラは、なんだか、泣きだしたいのを、一生けん命こらえているようでした。

「きみのおっかさんは、なんにもひどいことないじゃないの。」ジョバンニはびっくりして叫《さけ》びました。

「ぼくわからない。けれども、誰《だれ》だって、ほんとうにいいことをしたら、いちばん幸なんだねえ。だから、おっかさんは、ぼくをゆるして下さると思う。」カムパネルラは、なにかほんとうに決心しているように見えました。

# 蜘蛛《くも》の糸

芥川龍之介《あくたがわりゅうのすけ》

或日《ある》の事でございます。御釈迦様《おしゃかさま》は極楽《ごくらく》の蓮池《はすいけ》のふちを、独《ひと》りでぶらぶら御歩きになっていらっしゃいました。池の中に咲いている蓮の花は、みんな玉のようにまっ白で、そのまん中にある金色《きんいろ》の蕊《ずい》からは、何とも云《い》えない好《よ》い匂《におい》が、絶間《たえま》なくあたりへ溢《あふ》れております。極楽は丁度《ちょうど》朝なのでございましょう。

やがて御釈迦様はその池のふちに御佇《おたたず》みになって、水の面《おもて》を蔽《おお》っている蓮の葉の間から、ふと下の容子《ようす》を御覧《ごらん》になりました。この極楽の蓮池の下は、丁度地獄《じごく》の底に当《あた》っておりますから、水晶《すいしょう》のような水を透き徹《とお》して、三途《さんず》の河や針の山の景色が、丁度覗《のぞ》き眼鏡《めがね》を見るように、はっきりと見えるのでございます。

するとその地獄の底に、犍陀多《かんだた》と云う男が一人、外《ほか》の罪人《ざいにん》と一しょに蠢《うごめ》いている姿が、御眼《おめ》に止《とま》りました。

# 魔術

芥川《あくたがわ》龍之介《りゅうのすけ》

「いや、兼ね兼ね評判はうかがっていましたが、あなたのお使いなさる魔術が、これ程不思議なものだろうとは、実際、思いもよりませんでした。ところで私のような人間にも、使って使えないことのないと言うのは、御冗談《ごじょうだん》ではないのですか」

「使えますとも。誰にでも造作《ぞうさ》なく使えます。唯《ただ》――」

と言いかけてミスラ君は、じっと私の顔を眺《なが》めながら、いつになく真面目《まじめ》な口調になって、

「唯、慾《よく》のある人間には使えません。ハッサン・カンの

魔術を習おうと思ったら、まず慾を捨てることです。あなたにはそれが出来ますか」

「出来るつもりです」

私はこう答えましたが、何となく不安な気もしたので、すぐに又後《あと》から言葉を添えました。

「魔術さえ教えて頂ければ」

# 走れメロス

太宰治《だざいおさむ》

メロスは激怒《げきど》した。必ず、かの邪智暴虐《じゃちぼうぎゃく》の王を除かなければならぬと決意した。メロスには政治がわからぬ。メロスは、村の牧人《ぼくじん》である。笛を吹き、羊と遊んで暮らして来た。けれども邪悪《じゃあく》に対しては、人一倍に敏感であった。

きょう未明メロスは村を出発し、野を越え山越え、十里はなれたこのシラクスの市にやって来た。メロスには父も、母もない。女房もない。十六の、内気な妹と二人暮しだ。

この妹は、村のある律気《りちぎ》な一牧人《ぼくじん》を、近々、花婿《はなむこ》として迎えることになっていた。結婚式も間近かなのである。メロスは、それゆえ、花嫁の衣裳《いしょう》やら祝宴の御馳走《ごちそう》やらを買いに、はるばる市にやって来たのだ。まず、その品々を買い集め、それから都の大路《おおじ》をぶらぶら歩いた。

## 堕落論《だらくろん》——青春論

坂口安吾《さかぐちあんご》

今が自分の青春だというようなことを僕はまったく自覚した覚えがなくて過ごしてしまった。いつの時が僕の青春であったか。どこにも区切りが見当たらぬ。老成せざる者の愚行《ぐこう》が青春のしるしだと言うのならば、僕は今もなお青春、おそらく七十になっても青春ではないかと思い、こういう内省というものは決して気持ちのいいものではない。

気負って言えば、文学の精神は永遠に青春であるべきものだ、と力《りき》みかえってみたくなるが、文学文学と念仏《ねんぶつ》のように唸《うな》ったところで我が身の愚《おろ》かさが帳消しになるものでもない。

生まれて三十七年、のんべんだらりとどこにも区切りが見当たらぬとは、ひどく悲しい。生まれて七十年、どこにも区切りが見当たらぬ、となっては、これはまた助からぬ気持ちであろう。ひとつ区切りをつけてやろうか。

僕は時にこう考える。

# 先祖の話――御先祖になる

柳田国男《やなぎたくにお》

「御先祖になる」という物の言い方がある。文句《もんく》が新しく印象が強いためか、私などの小さい頃にはよく用いられ、学者といってもよい人の口からも聴いたことがある。

たとえばここに体格のしっかりとした、眼の光がさわやかで物わかりのよい少年があって、それが跡取《あとと》り息子でなかったという場合には、必ず周囲の者が激励《げきれい》して、今ならば早く立派な人になれとでもいう代わりに、精出《せい》して学問をして御先祖になりなさいと、少しも不吉な感じはなしに、言って聴かせたものであった。

親たちが年をとって末の子の前途《ぜんと》を案じているような場合にも、いやこの児《こ》は見どころがある。きっと御先祖様になる児だなどと言って、慰《なぐさ》めかつ力附《ちからづ》ける者が多かった。

その意味は、やがて一家を創立しまた永続させて、私の家の柳田与兵衛《やなぎたよへえ》などのように、新たに初代となるだけの力量を備えているということを受け合った言葉である。

## 俳句はかく解《かい》しかく味《あじわ》う

高浜虚子《たかはまきょし》

逢《あ》ひ見しは女の賊《すり》や朧月《おぼろづき》　太祇《たいぎ》

朧《おぼろ》にかすんだ春の月の出ておる晩、表を歩いておると、ふと美目《みめ》のよい一人の女が目についた。美人だと思いながら、それほどたいして気にとめるでもなくすれ違ったのであったが、懐《ふところ》を探《さぐ》って見ると財布《さいふ》がなくなっている。さては今の女が賊《すり》であったのかと驚いたという句である。

「逢ひ見しは」というのは、ふと行き逢って何となくこちらが眼にとめて見た、あの女が賊であったというのである。あるいは自分が掏《す》られたのではなくって、あのちょっと目にとまった女が、後に掏摸《すり》であったことが判《わか》って、あの女が掏摸であったのかというように解しても差支《さしつかえ》ないのであるが、しかしやはり前解のように自分が掏られたと解する方が作者の意を十分に酌《く》み得たものかと思う。沢村源之《さわむらげんの》助《すけ》の舞台などを思わせるような句である。

# 人間通

谷沢永一《たにざわえいいち》

現代および近未来の主要人物《キー・パーソン》は特技の人である必要はない。極言《きょくげん》するなら人間の器量《きりょう》としては凡人《ぼんじん》でもよいのだ。世に尽くす誠意と熱情があればそれで十分である。誠意と熱情ならあながち天賦《てんぷ》の才はなくとも、心を傾け身を努める心働きによって誰でも達すること可能である。

組織の要《かなめ》となり世の礎《いしずえ》となりうるための必要条件はただひとつと言える。それは他人《ひと》の心がわかることである。ただそれだけである。

もちろん文明の発生を見てよりこのかた数千年、他人《ひと》の気持ちがわかることは指導者に必須《ひっす》の条件であった。その資格を最も十分に満たしていたのは我が国の武家政権であったかもしれない。

それに較《くら》べて現代社会では他人《ひと》の気を察《か》ねること甚《はなは》だ疎《おろそ》かである。世を挙げての無関心時代となっている。日本人は今や心淋《さび》しい時代を生きているのである。

# 思想の整理学——グライダー

外山滋比古《とやましげひこ》

いまの社会は、つよい学校信仰ともいうべきものをもっている。全国の中学生の九十四パーセントまでが高校へ進学している。高校くらい出ておかなければ……と言う。

ところで、学校の生徒は、先生と教科書にひっぱられて勉強する。自学自習ということばこそあるけれども、独力《どくりょく》で知識を得るのではない。いわばグライダーのようなものだ。自力《じりき》では飛び上がることはできない。

グライダーと飛行機は遠くからみると、似ている。空を飛ぶのも同じで、グライダーが音もなく優雅に滑空《かっくう》しているさまは、飛行機よりもむしろ美しいくらいだ。ただ、悲しいかな、自力で飛ぶことができない。

学校はグライダー人間の訓練所である。飛行機人間はつくらない。グライダーの練習に、エンジンのついた飛行機などがまじっていては迷惑する。危険だ。学校では、ひっぱられるままに、どこへでもついて行く従順さが尊重《そんちょう》される。勝手に飛び上がったりするのは規律違反。たちまちチェックされる。やがてそれぞれにグライダーらしくなって卒業する。

## 年を重ねることはおもしろい。

――起きてもいないことを心配しない

吉沢久子《よしざわひさこ》

この年齢でひとり暮らしをしていると、「さびしくありませんか」などと同情されたり、親戚からは「その年になってまだ家事から解放されないのか」などとあきれられています。

確かにまったくさびしくないといえばうそになりますが、だからといって、いちいちさびしがっていても仕方がない。それよりもひとりでいることの自由を楽しもうという気持ちでいます。

炊事《すいじ》、洗濯《せんたく》、掃除《そうじ》といった家事は適度な運動になりますし、心の安定にもつながると思っているので、体が動く限りは続けていきたいと思っています。けれども、家の門を毎日開けたり、風の強い日に草花を植えた鉢《はち》を移動させたり、郵便物をポストに出しに行くことなど、いつまでできるかわからない。

でも、それを考えだしたらキリがないので、「そのときは別の方法を考えよう」と、苦労や不安の先取りはやめることにしています。

## 平家物語《へいけものがたり》

祇園精舎《ぎおんしょうじゃ》の鐘《かね》の声、諸行無常《しょぎょうむじょう》の響《ひび》きあり、娑羅双樹《しゃらそうじゅ》の花の色、盛者必衰《じょうしゃひっすい》の理《ことわり》をあらはす。おごれる者久しからず、ただ春の夜《よ》の夢のごとし。猛《たけ》き人もつひには滅《ほろ》びぬ、ひとへに風の前の塵《ちり》に同じ。

遠く異朝《いちょう》をとぶらふに、秦《しん》の趙高《ちょうこう》、漢《かん》の王莽《おうもう》、梁《りょう》の朱异《しゅい》、唐《とう》の禄山《ろくさん》、これらは皆旧主先皇《みなきゅうしゅせんこう》の政《まつりごと》にも従はず、楽しみを極《きわ》め、諫《いさ》めをも思ひ入れず、天下《てんが》の乱れんことを悟《さと》らずして、民間《みんかん》の憂《うれ》ふるところを知らざりしかば、久しからずして、亡《ぼう》じにし者どもなり。

近く本朝《ほんちょう》をうかがふに、承平《しょうへい》の将門《まさかど》、天慶《てんぎょう》の純友《すみとも》、康和《こうわ》の義親《ぎしん》、平治《へいじ》の信頼《しんらい》、これらはおごれることもたけき心も、皆《みな》とりどりなりしかども、間近《まぢか》くは、六波羅《ろくはら》の入道《にゅうどう》前《さきの》太政大臣《だいじょうだいじん》平《たいらの》朝臣《あっそん》清盛公《きよもりこう》と申しし人のありさま、伝へ承《うけたまわ》るこそ心もことばも及ばれね。

# 枕草子《まくらのそうし》

清少納言《せいしょうなごん》

春は、曙《あけぼの》。やうやう白くなりゆく、山際《やまぎわ》すこし明《あ》かりて、紫立《むらさきだ》ちたる雲の細くたなびきたる。

夏は、夜。月のころはさらなり、闇《やみ》もなほ、蛍《ほたる》の多く飛び違ひたる。また、ただ一つ二つなど、ほのかにうち光りて行くも、をかし。雨など降るも、をかし。

秋は、夕暮れ。夕日のさして、山の端《は》いと近《ちこ》うなりたるに、烏《からす》の、寝所《ねどころ》へ行くとて、三《み》つ四《よ》つ二つなど、飛び急ぐさへ、あはれなり。まいて、雁《かり》などの連《つら》ねたるが、いと小さく見ゆるは、いとをかし。日《ひ》入《い》り果《は》てて、風の音《おと》、虫の音《ね》など、はた、言ふべきにあらず。

冬は、早朝《つとめて》。雪の降りたるは、言ふべきにもあらず、霜《しも》のいと白きも、またさらでも、いと寒きに、火など急ぎおこして、炭持《すみも》て渡《わた》るも、いとつきづきし。昼になりて、ぬるくゆるびもていけば、炭櫃《すびつ》・火《ひ》桶《おけ》の火も白き灰がちになりて、わろし。

# 方丈記《ほうじょうき》

鴨長明《かものちょうめい》

ゆく河の流れは絶えずして、しかももとの水にあらず。よどみに浮《うか》ぶうたかたは、かつ消え、かつ結びて、久しくとどまりたるためしなし。

世の中にある人と栖《すみか》と、またかくのごとし。たましきの都のうちに棟《むね》を並べ、甍《いらか》を争へる高き賤《いや》しき人の住《すま》ひは、世々を経《へ》て尽きせぬものなれど、これをまことかと尋《たず》ぬれば、昔ありし家は稀《まれ》なり。或《あるい》は去年《こぞ》焼けて、今年《ことし》作れり。或は大家《おおいえ》ほろびて小家《こいえ》となる。住む人もこれに同じ。所も変らず、人も多かれど、いにしへ見し人は、二三十人が中にわづかにひとりふたりなり。朝《あした》に死に夕《ゆうべ》に生《うま》るるならひ、ただ水の泡《あわ》にぞ似たりける。知らず、生れ死ぬる人いづかたより来《きた》りて、いづかたへか去る。

## 寿限無《じゅげむ》

「おはよう。寿限無《じゅげむ》寿限無、五劫《ごこう》の擂《す》り切れず、海砂利《かいじゃり》水魚《すいぎょ》の水行末《すいぎょうまつ》、雲来末風来末《うんらいまつふうらいまつ》、食う寝る所に住む所、ヤブラコウジのブラコウジ、パイポパイポ、パイポのシューリンガン、シューリンガンのグーリンダイ、グーリンダイのポンポコピーのポンポコナァの長久命《ちょうきゅうめい》の長助《ちょうすけ》ちゃん、学校へ行こうよ」

「おやまあ、みんな、よく誘っておくれだね。あの、うちの、寿限無《じゅげむ》寿限無、五劫《ごこう》の擂《す》り切れず、海砂利《かいじゃり》水魚《すいぎょ》の水行末《すいぎょうまつ》、雲来末風来末《うんらいまつふうらいまつ》、食う寝る所に住む所、ヤブラコウジのブラコウジ、パイポパイポ、パイポのシューリンガン、シューリンガンのグーリンダイ、グーリンダイのポンポコピーのポンポコナァの長久命《ちょうきゅうめい》の長助《ちょうすけ》は、まだ起きないいんだよ。いま起こすからすこしまっててておくれ。

さアさア、寿限無寿限無《じゅげむ》、五劫《ごこう》の摺《す》り切れず、海砂利《かいじゃり》水魚《すいぎょ》の水行末《すいぎょうまつ》、雲来末《うんらいまつ》風来末《ふうらいまつ》、食う寝る所に住む所、ヤブラコウジのブラコウジ、パイポパイポ、パイポのシューリンガン、シューリンガンのグーリンダイ、グーリンダイのポンポコピーのポンポコナァの長久命《ちょうきゅうめい》の長助《ちょうすけ》や、もう起きるんだよ、ほら、みんなが迎えに来ているじゃアないか」

「おばさん、学校に遅れるから先に行くよ」

# 摩訶般若波羅蜜多心経《まかはんにゃはらみったしんぎょう》

観自在菩薩《かんじーざいぼーさつ》。行深般若《ぎょうじんはんにゃー》 波羅蜜多時《はーらーみーたーじー》。照見五蘊皆空《しょうけんごーおんかいくう》。度《どー》
一切苦厄《いっさいくーやく》。舎利子《しゃーりーしー》。色不異空《しきふーいーくう》。空不異色《くうふーいーしき》。色即是空《しきそくぜーくう》。空《くう》
即是色《そくぜーしき》。受想行《じゅーそうぎょう》 識《しき》。亦復如《やくぶーにょー》 是《ぜー》。舎利子《しゃーりーしー》。是諸法空相《ぜーしょほうくうそう》。
不生《ふーしょう》 不滅《ふーめつ》。不垢不浄《ふーくーふーじょう》。不増不減《ふーぞうふーげん》。是故空中《ぜーこーくうちゅう》。無色無《むーしきむー》 受《じゅー》
想行《そうぎょう》 識《しき》。無眼耳鼻舌身意《むーげんにーびーぜっしんにー》。無色声《むーしきしょう》 香味触法《こうみーそくほう》。無眼界乃《むーげんかいない》
至無意識界《しーむーいーしきかい》。無無明《むーむーみょう》 亦無無明《やくむーむーみょう》 尽《じん》。乃至無老死《ないしーむーろうしー》。亦無老《やくむーろう》
死尽《しーじん》。無苦集《むーくーしゅう》 滅道《めつどう》。無智亦無得《むーちーやくむーとく》。以無所《いーむーしょー》 得故《とくこー》。菩提《ぼーだい》
薩埵《さったー》。依般若《えーはんにゃー》 波羅蜜多故《はーらーみーたーこー》。心無罣礙《しんむーけいげー》。無罣礙故《むーけいげーこー》。無有《むーうー》
恐怖《くーふー》。遠離一切顚倒夢想《おんりーいっさいてんどうむーそう》。究竟《くーぎょう》 涅槃《ねーはん》。三世諸《さんぜーしょー》 仏《ぶつ》。依《えー》

般若《はんにゃー》 波羅蜜多故《はーらーみーたーこー》。 得阿耨多羅三藐《とくあーのくたーらーさんみゃく》 三菩提《さんぼーだい》。 故知般《こーちーはん》 若《にゃー》
波羅蜜多《はーらーみーたー》。 是大神咒《ぜーだいじんしゅー》。 是大明 咒《ぜーだいみょうしゅー》。 是無上咒《ぜーむーじょうしゅー》。 是無等《ぜーむーとう》
等咒《どうしゅー》。 能除 一切苦《のうじょーいっさいくー》。 真実不虚《しんじつふーこー》。 故説般若 波羅蜜多咒《こーせつはんにゃーはーらーみーたーしゅー》。
即説咒 曰《そくせつしゅーわつ》。 羯諦羯 諦《ぎゃーてーぎゃーてー》。 波羅羯 諦《はーらーぎゃーてい》。 波羅僧羯 諦《はらそーぎゃーてー》。 菩提《ぼーじー》
薩婆訶《そわかー》。 般若心経《はんにゃしんぎょう》。

## 歳月《さいげつ》人を待たず——雑詩《ざっし》

陶淵明《とうえんめい》

人生《じんせい》　根蔕無《こんていな》く
飄《ひょう》として陌上《はくじょう》の塵《ちり》の如《ごと》し
分散して風に随《したが》いて転《てん》ずれば
此《こ》れ已《すで》に常《つね》の身《み》に非《あら》ず
地に落ちては兄弟《けいてい》と成《な》る
何《なん》ぞ必ずしも骨肉《こつにく》の親《しん》のみならんや
歓《よろこ》びを得《え》なば当《まさ》に楽しみを作《な》すべく
斗酒《としゅ》もて比隣《ひりん》を聚《あつ》めん
盛年《せいねん》　重ねては来《き》たらず
一日《いちじつ》　再び晨《あした》なり難《がた》し
時に及んで当《まさ》に勉励《べんれい》すべし
歳月《さいげつ》　人を待たず

**国破れて山河《さんが》在《あ》り**——春望《しゅんぼう》

国破れて　山河《さんが》在《あ》り
城春《しろはる》にして　草木《そうもく》深し
時に感じては　花も涙《なみだ》を濺《そそ》ぎ
別れを恨《うら》んでは　鳥も心を驚《おどろ》かす
烽火《ほうか》　三月《さんがつ》に連《つら》なり
家書《かしょ》　万金《ばんきん》に抵《あた》る
白頭《はくとう》　搔《か》けば　更に短く
渾《すべ》て簪《しん》に勝《た》えざらんと欲《ほっ》す

杜甫《とほ》

## 荒城《こうじょう》の月

土井《どい》晩翠《ばんすい》

春高楼《こうろう》の花の宴《えん》
めぐる盃《さかずき》かげさして
千代《ちよ》の松が枝《え》わけいでし
むかしの光いまいずこ

秋陣営《じんえい》の霜《しも》の色
鳴きゆく雁《かり》の数見せて
植《う》うるつるぎに照りそいし
むかしの光いまいずこ

いま荒城のよわの月
替《かわ》らぬ光たがためぞ
垣に残るはただかづら
松に歌うはただあらし

天上《てんじょう》影は替らねど
栄枯《えいこ》は移る世の姿
写さんとてか今もなお
嗚呼《ああ》荒城のよわの月

## 椰子《やし》の実

島崎藤村《しまざきとうそん》

名も知らぬ　遠き島より
流れ寄る　椰子《やし》の実一つ
故郷《ふるさと》の　岸をはなれて
なれはそも　波にいく月

もとの樹は　生《お》いや茂《しげ》れる
枝はなお　かげをやなせる
われもまた　なぎさを枕
ひとり身の　うき寝《ね》の旅ぞ

実をとりて　胸にあつれば
新《あら》たなり　流離《りゅうり》のうれい
海の日の　沈むを見れば
たぎり落《お》つ　異郷《いきょう》の涙
思いやる　八重《やえ》の汐々《しおじお》
いずれの日にか　国に帰らん

第4章

# 声出しをスムーズにする
# サポート術！

音読トレーニングはだれでも簡単に、無理なくつづけられますが、よりスムーズに、声出しを効果的にする簡単な体操や食事のひと工夫などサポート術をご紹介しましょう。音読の前の準備運動や日々の生活にとり入れてください。

発声や嚥下《えんげ》にはさまざまな筋肉が関わっているので、それぞれの動きをチェックし、動きが悪いとかこわばっていると感じたら、この簡単な体操やストレッチを毎日おこなうことで、筋肉の若さを取り戻すことが可能です。

## 舌を鍛える舌出し体操

咀嚼《そしゃく》と嚥下、そして発声において、重要な役割を果たしている舌《した》を鍛《きた》える体操です。舌も鍛えることができるのです。

舌は8つの筋肉からなる複雑な器官です。舌を伸ばすと、舌そのものを構成している筋肉だけでなく、舌の奥にある筋肉まで動きます。

したがって、**舌を伸ばして動かすと、のどの筋肉群まで鍛える**ことができます。

## 舌出し体操

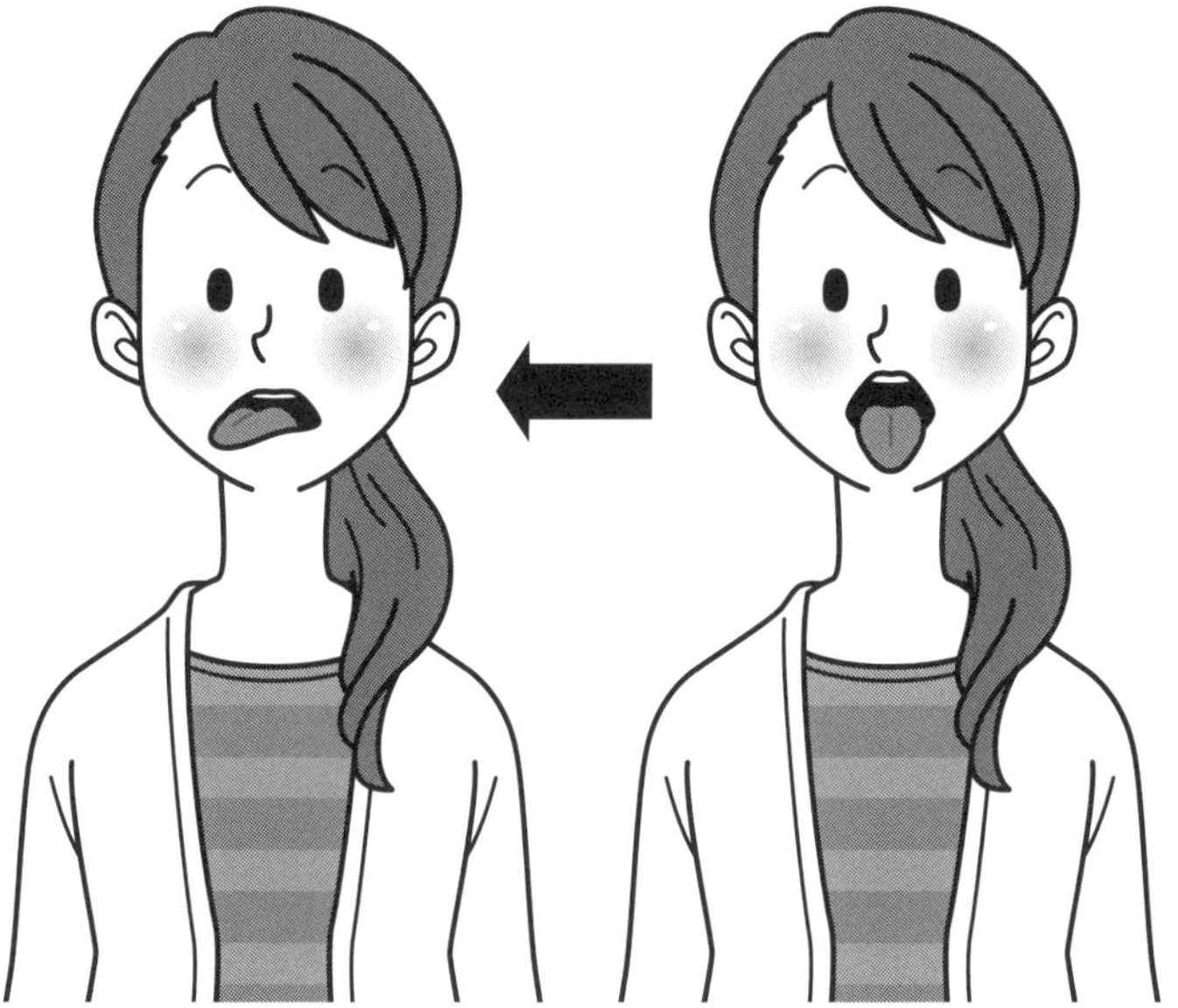

【やり方】

①口を大きく開いて舌を出したり、引っ込めたりを2～3回

②その後、舌先を左右に2～3回、できるだけ大きく動かす

**1セットを1日1～2回つづけると嚥下力アップ！**

さらに**唾液腺を刺激して、唾液の分泌もうながします。**

①口を大きく開いて、舌を出したり、引っ込めたりする動きを2～3回くり返します。

②舌を出した状態で、舌先を2～3回、左右に動かします。舌をできるだけ大きく動かすのがポイントです。

トレーニングとしては①②で1セット、歯磨きのあとに毎朝つづけると、嚥下力アップ、のど年齢の若返りが期待できます。

舌を大きくベーッと出すと、ふだん意識しないのどの奥の筋肉の動きがよく感じられるでしょう。

まれに、舌がほとんど出せない人や、大きすぎて舌の付け根部分が、のどに落ちて睡眠時無呼吸症候群になりやすくなる人もいます。チェックして動きがあまりに悪いようなら、耳鼻咽喉科や内科の医師に診《み》てもらうと安心です。

## 呼吸筋を鍛えるタオルストレッチ

呼吸筋を鍛えると同時に、全身のストレッチにもなります。デスクワークで疲れたときにおこなえば、胸郭《きょうかく》を広げて呼吸が深くなってスッキリします。寝る前やお風呂上がりにおこなえば、リラックスできてぐっすり眠れるでしょう。

腕を持ち上げる動作は胸郭のストレッチになります。腕を上下に動かすとき、横隔膜《おうかくまく》を意識することで、横隔膜も一緒に鍛えられます。

さらに体を横に倒して体のわきを伸ばすと、肋骨《ろっこつ》の間にある肋間筋《ろっかんきん》がほぐれ、胸郭が開きやすくなります。

つまり、**このストレッチを毎日おこなうと、胸郭や横隔膜が大きく動くようになって、１回の呼吸でたくさんの空気を肺にとり込めるようになり、肺年齢が若返るのです。**

①両足を肩幅に開いて、タオルを肩幅の広さで両手に持ちます。鼻から息を

ゆっくりと吸いながら、腕を上に上げます。このときお腹がふくらむ感覚があるよう、横隔膜を意識しましょう。

②口から息をゆっくりと吐きながら、腕を下に下ろします。お腹が元に戻るよう、横隔膜を意識します。

③息を吸って腕が上がった状態から、息を吐きながら、ひじを伸ばしたまま体をゆっくり右側に倒し、左わきを伸ばします。わきが気持ちよく感じるくらい体を倒しましょう。

④反対側も同様におこないます。

①〜④をくり返して、2分間ほどおこないます。

## 肺年齢は2週間で若返る

この呼吸筋ストレッチは、自宅でも仕事場でもできるので、毎日コツコツつづけましょう。とくに難しい点はないのですが、ポイントを挙げるなら「毎日

## 呼吸筋を鍛えるタオルストレッチ

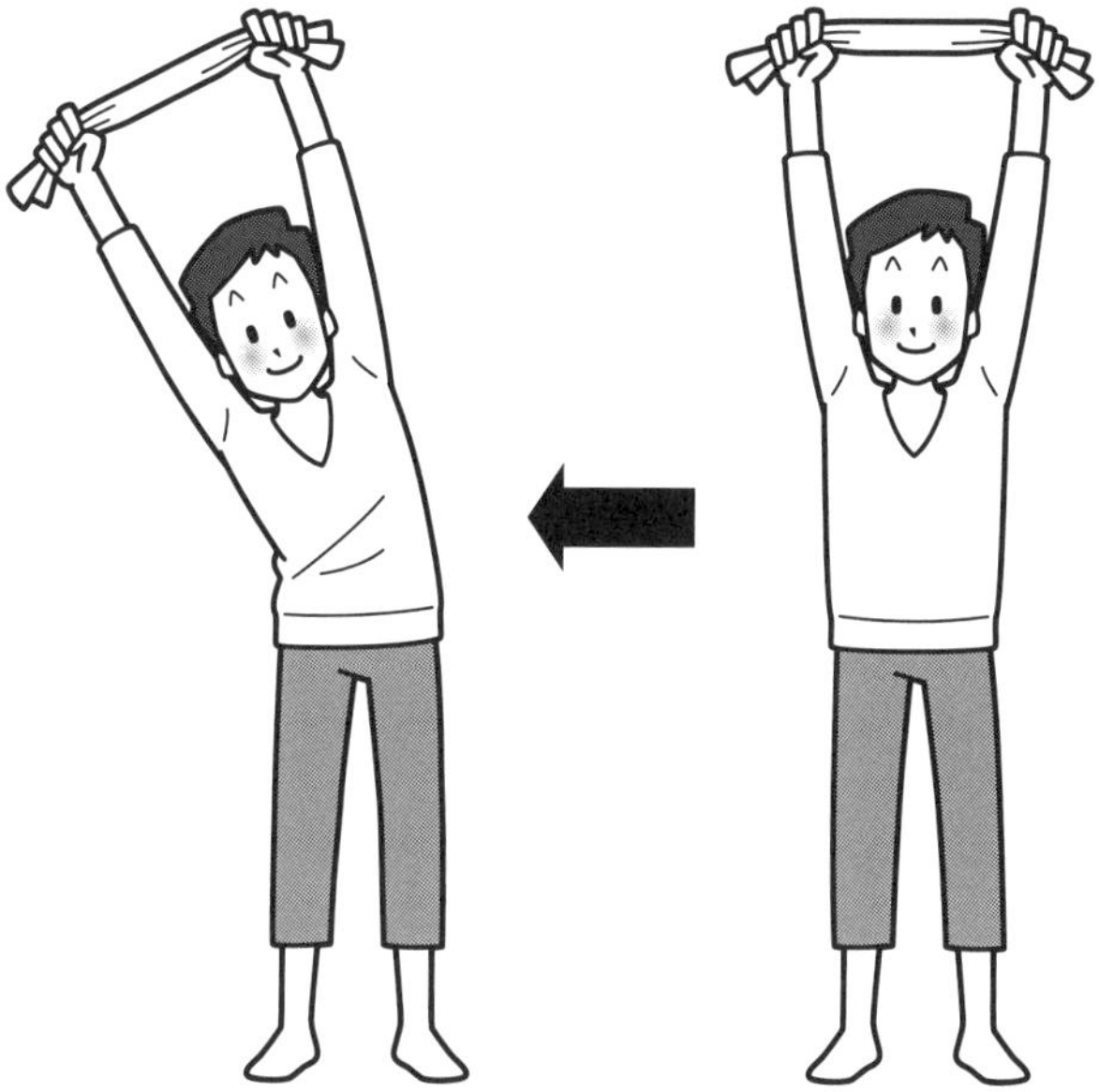

【やり方】

①両足を肩幅に開き、タオルを肩幅の広さで両手に持ち、横隔膜を意識して、ゆっくりと息を吸いながら腕を持ち上げる
②横隔膜を意識して、息を吐きながら腕を下ろす
③息を吸って腕が上がった状態から、息を吐きながら、体を右にゆっくり倒し、左わきを伸ばす
④反対側も同様におこなう
①〜④をくり返して２分間おこなう

つづけること」です。

「今でしょ！」で知られる予備校講師の林修《はやしおさむ》先生は数年前、テレビ番組の肺機能検査で、実年齢が50歳なのに、肺年齢57歳と判定されました。

予備校での講義にテレビ出演と、毎日忙しくて運動する時間もないという林先生に、私はいくつかの呼吸筋ストレッチをご紹介しました。

林先生は毎日、真面目に取り組んでくださったようです。2週間後、またテレビ番組のスタジオで再検査したところ、なんと肺年齢は45歳になっていました。**わずか2週間で12歳も若返っていた**のです。

**簡単なトレーニングですが、体を動かすのと動かさないのでは、日を追うごとに大きな差が出ます。**さすがはカリスマ講師、日々、きちんと努力を積み重ねる姿勢にものすごく感激しました。

「いまさら何をやっても、どうせ変わりばえしないだろう」などとあきらめず、今日からタオル1本ではじめましょう。

## 声、のど、肺にいい食べ物、よくない食べ物

欧米での研究によると、**ソーセージやベーコン、ハムなどの加工肉をよく食べる人は、肺機能の低下やＣＯＰＤ（慢性閉塞性肺疾患《まんせいへいそくせいはいしっかん》）の発症リスクと関係がある**という報告があります。

加工肉に含まれる保存剤、抗菌《こうきん》剤、着色剤などに使われる亜硝酸塩《あしょうさんえん》によって体内でつくられる活性窒素《ちっそ》が、ＣＯＰＤの発症リスクを高める要因とされているのです。

反対に、ＣＯＰＤの発症や進行を抑制する、すなわち肺機能を高める栄養素や食品もあります。たとえば新鮮な果物や野菜に含まれるビタミンＡ、ビタミンＣ、ビタミンＥ、β《ベータ》カロチン、ポリフェノールなどの抗酸化物質、青魚に多く含まれるＥＰＡやＤＨＡなどのｎ－３系多価不飽和脂肪酸《たかふほうわしぼうさん》が挙げられます。

なかでも**リンゴが肺機能をよくする**というデータがあり、ＣＯＰＤをはじめ

とした呼吸器の病気予防に有効です。

テレビ番組のロケで青森のリンゴ農家の方々の肺機能を検査させていただく機会がありました。みなさん、すばらしい肺機能で、肺年齢は実年齢よりも10～25歳若い方が大勢いらっしゃいました。

47歳のタレントのMさんも、リンゴ生活3週間で、肺年齢は74歳から61歳に改善しました。

また**ブロッコリースプラウト（ブロッコリーの種を発芽させたもの）、ホウレン草は葉酸《ようさん》が豊富**で、誤嚥性肺炎の予防からもおすすめしている野菜です。

葉酸はビタミンB群のひとつで、神経伝達物質であるドーパミンの合成に必要な栄養素です。ドーパミンの分泌量が減ると、飲み込む力が落ちてしまうのです。また、葉酸をとることでラクナ梗塞《こうそく》による、異物を吐き出す咳反射《せきはんしゃ》の低下が改善したというデータもあります。

葉酸には、タンパク質や細胞の生成に必要なDNAなどの核酸《かくさん》を合成する役割もあり、赤血球細胞の形成を助けるはたらきもあります。

葉酸は加熱すると失われやすいので、サラダに入れて生《なま》で食べるといいでしょう。

**モロヘイヤ、ニンジン、パセリ、ホウレン草などに多く含まれるビタミンAは、喫煙による肺のダメージに対して保護的にはたらく**ことが期待され、研究されています。

**ビタミンAはレバーにも多く含まれます。**ヨーグルトにも抗菌作用の報告があります。**筋肉の材料となるタンパク質を多く含む肉類や乳製品は、いくつになっても必要**です。

いま挙げたような栄養素を手軽に簡単にとるには生ジュースがおすすめです。

私が毎朝飲んでいる特製ジュースをご紹介しましょう。

**【のどと肺に効く特製ジュース】**（２人分）

・リンゴ1個

・バナナ1本
・ブロッコリースプラウト2分の1パック（またはホウレン草2株）
・ヨーグルト180グラム
・はちみつスプーン1杯くらい

これをジューサーにかけるだけ。そのときどきの季節の果物を加えてもいいですね。

リンゴ、バナナ、ブロッコリースプラウトかホウレン草、ヨーグルト、はちみつはいつも必ず入れています。

リンゴは肺機能を高め、とろみがつくバナナは誤嚥性肺炎予防になります。ヨーグルトはとろみアップと免疫力アップに、はちみつは抗炎症《こうえんしょう》作用と免疫力アップにと、とてもいいジュースです。

毎日飲みつづけることで、おいしく手軽に健康を維持できます。トレーニングと並行して、食事からも声、のど、肺を若返らせ、健康にしましょう。

# あとがき

みなさんのセルフケアとして、これまで本やムックで、自宅でできるストレッチや体操などを紹介してきました。簡単な体操でも毎日継続するのはたいへんだと思いますが、継続することが大切です。

その点、「1日3分音読」ならより簡単に継続可能であり、実践《じっせん》的で有効な方法だと考えます。

「1日3分音読」は、顔や舌の筋肉を動かし、のどを鍛《きた》え、唾液《だえき》の分泌《ぶんぴつ》をアップしてくれるだけでなく、呼吸筋も鍛えてくれます。免疫《めんえき》的にも、誤嚥性肺炎《ごえんせいはいえん》予防にも、さらに若さを取り戻すためにも有効です。

刊行にあたっては、さくら舎の古屋信吾様、松浦早苗様をはじめ、当クリニックの関係者からも多くの力を貸していただきました。この場を借りて、深謝申し上げます。

私たち医師は目の前の患者さんを助けようと努力いたします。一方で、テレビや書籍、新聞、雑誌などのメディアは、多くの情報を困った患者さんに届けてくれ、いままでもメディア発信のおかげで助かった生命がたくさんあります。

この本が、ひとりでも多くの高齢者とそのご家族、やがて高齢になっていく方々のお手元に届き、『1日3分音読』で若くなる！」に成功していただければ幸いです。

池袋大谷クリニック院長　大谷義夫《おおたによしお》

## 参考・引用資料


**坊っちゃん**　夏目漱石……『こころ 坊っちゃん』文春文庫
**草枕**　夏目漱石……『草枕』新潮文庫
**銀河鉄道の夜**　宮沢賢治……『新編 銀河鉄道の夜』新潮文庫
**蜘蛛の糸**　芥川龍之介……『蜘蛛の糸・杜子春』新潮文庫
**魔術**　芥川龍之介……『蜘蛛の糸・杜子春』新潮文庫
**走れメロス**　太宰治……『斜陽 人間失格 桜桃 走れメロス 外七篇』文春文庫
**堕落論**　坂口安吾……『堕落論』角川文庫
**先祖の話**　柳田国男……『先祖の話』角川文庫
**俳句はかく解しかく味う**　高浜虚子……『俳句はかく解しかく味う』岩波文庫
**人間通**　谷沢永一……『人間通』新潮選書
**思考の整理学**　外山滋比古……『思考の整理学』ちくま文庫
**年を重ねることはおもしろい。**　吉沢久子……『年を重ねることはおもしろい。』さくら舎
**平家物語**……『平家物語 ビギナーズ・クラシックス』角川文庫
**枕草子**　清少納言……『枕草子 ビギナーズ・クラシックス』角川文庫
**方丈記**　鴨長明……『日本の古典を読む⑭ 方丈記・徒然草・歎異抄』小学館

**寿限無**……『古典落語大系① 寿限無〜おせつ徳三郎』静山社文庫

**摩訶般若波羅蜜多心経**……『よくわかるお経の本』由木義文、講談社ことばの新書

**歳月人を待たず・国破れて山河在り** 陶淵明・杜甫……『漢詩入門』一海知義、岩波ジュニア新書

**荒城の月** 土井晩翠……『日本唱歌童謡集』飯塚書店

**椰子の実** 島崎藤村……『日本唱歌童謡集』飯塚書店

＊音読しやすいよう、旧仮名遣いを現代仮名遣いに改めた箇所、漢字を新字体に改めた箇所、改行を加えた箇所、字下げをした箇所があります。

＊漢字の振り仮名は、原典を現代仮名遣いに変更しました。原典に振り仮名のない漢字に、文脈より適当と考えられる振り仮名をつけた箇所があります。

## 著者略歴

一九六三年、東京都に生まれる。一九八九年、群馬大学医学部卒業。九段坂病院内科医長、東京医科歯科大学呼吸器内科医局長、同大学呼吸器内科兼任睡眠制御学講座准教授、米国ミシガン大学留学等を経て、二〇〇九年に池袋大谷クリニックを開院。医学博士、日本呼吸器学会専門医・指導医、日本アレルギー学会専門医・指導医、日本内科学会総合内科専門医。

日本一の呼吸器患者数を誇るクリニック院長として知られ、「名医のTHE太鼓判!」（TBS系）、「スッキリ」（日本テレビ系）、「ビビット」（TBS系）、「羽鳥慎一モーニングショー」（テレビ朝日系）をはじめ、テレビ、ラジオ、新聞、雑誌等でも活躍。

著書には『長引くセキはカゼではない』（KADOKAWA）、『長生きしたければのどを鍛えなさい』（SB新書）、『逆流性食道炎を自力で防ぐ』（扶桑社ムック）などがある。

**医師《いし》が教《おし》える「1日《にち》3分音読《ぷんおんどく》」で若《わか》くなる!**

二〇一九年三月一〇日　第一刷発行

著者　大谷義夫《おおたによしお》

発行者　古屋信吾

発行所　株式会社さくら舎　http://www.sakurasha.com
東京都千代田区富士見一-二-一一　〒一〇二-〇〇七一
電話　営業　〇三-五二一一-六五三三　FAX　〇三-五二一一-六四八一
編集　〇三-五二一一-六四八〇　振替　〇〇一九〇-八-四〇二〇六〇

装丁　石間淳

イラスト　スタジオ・キーストン

本文デザイン・組版　株式会社システムタンク（白石知美）

印刷・製本　中央精版印刷株式会社



ISBN978-4-86581-190-2